Sabine Wacker

Einfach
Basenfasten

Sofort loslegen und wohlfühlen

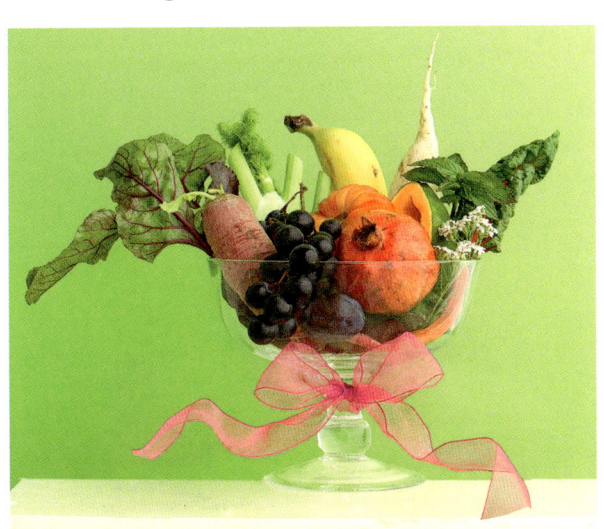

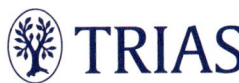

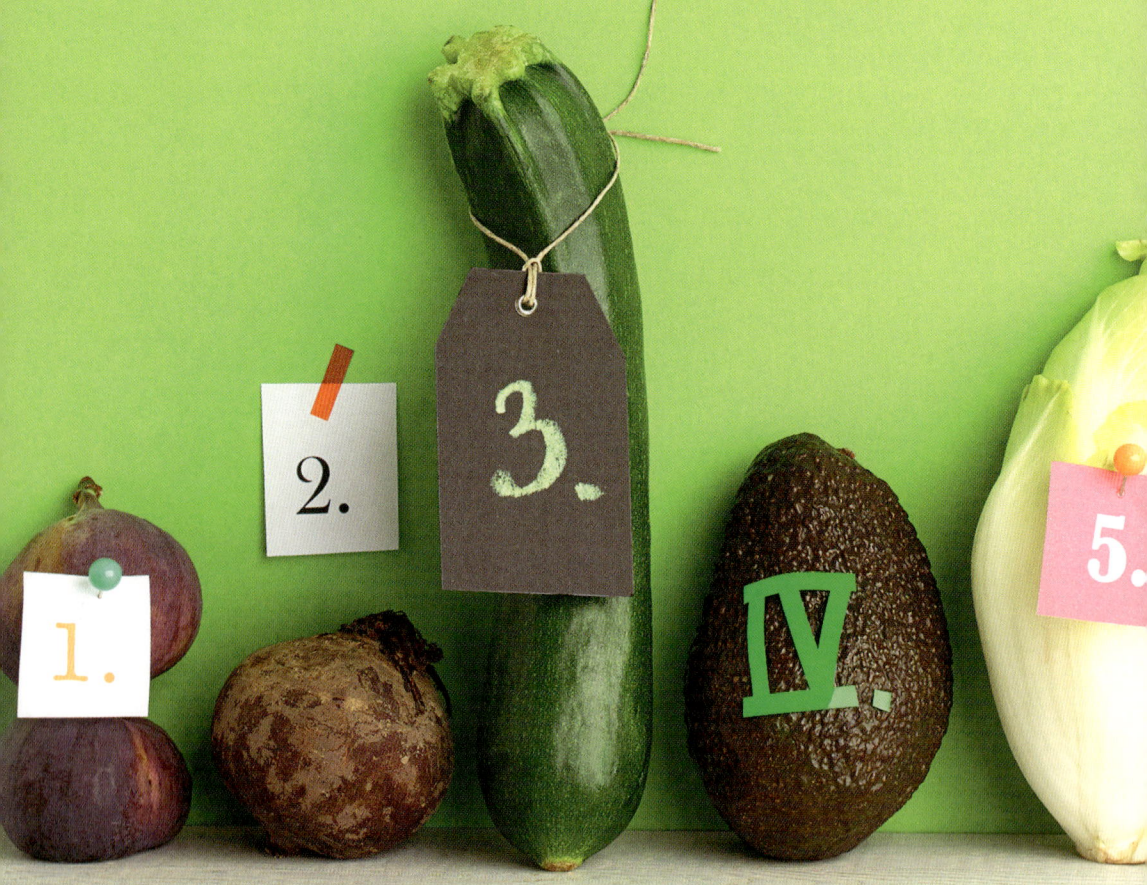

Die Rezepte

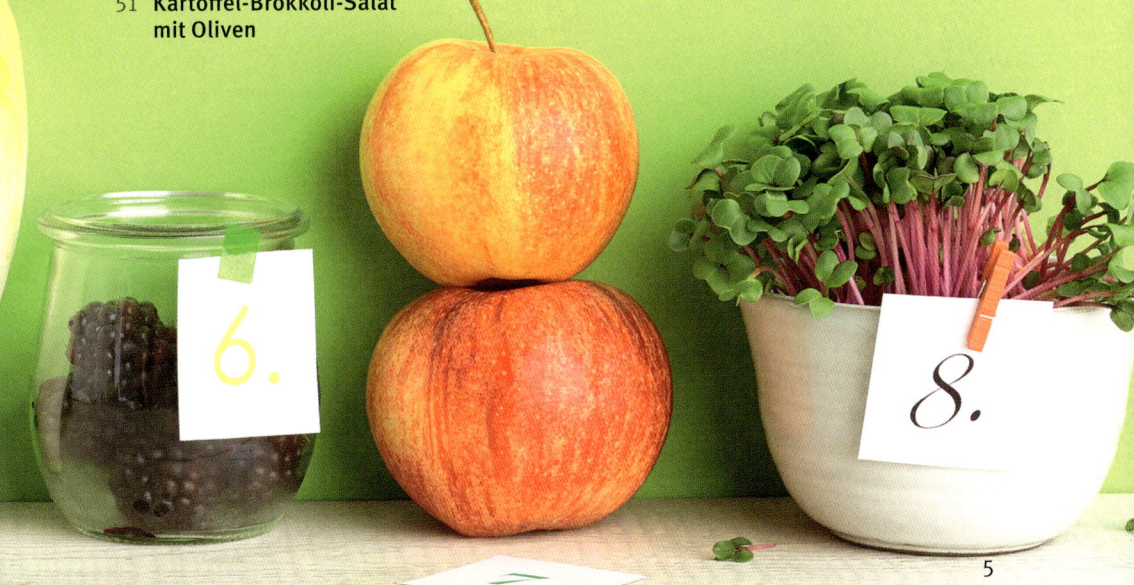

Zu diesem Buch

Basenfasten? – Das ist doch diese Methode, bei der man jede Menge leckeres Grünzeug futtert, um zu entsäuern und fast nebenbei noch einige Kilos zu verlieren? Ihre Freundin hat Ihnen davon vorgeschwärmt oder Sie haben es irgendwo anders aufgepickt. Möglicherweise kennen Sie Basenfasten bereits und Sie spielen schon länger mit dem Gedanken, endlich mal eine Basenfastenwoche durchzuziehen. Egal, ob die Methode neu für Sie ist oder Sie schon damit vertraut sind – mit diesem Buch kommen Sie ganz leicht durch die Basenfastenwoche. Einfache Regeln und Vorschläge – und natürlich die dazu passenden Rezepte – begleiten und leiten Sie.

Sie müssen weder ein ernährungswissenschaftliches Studium hinter sich bringen, irgendwelche Listen auswendig lernen noch Berechnungen anstellen. Nein, Basenfasten ist tatsächlich einfach, und die Anweisungen in diesem Buch sind klar und deutlich. – Und da immer, wenn Sie überflüssigen Pfunden zu Leibe rücken wollen, unweigerlich auch der innere Schweinehund aktiv wird, der Ihnen ins Ohr säuselt, dass Cola und Pommes jetzt genau das sind, was Sie unbedingt brauchen, erlaube ich mir, Sie ab und an unmissverständlich daran zu erinnern, dass unser Deal Basenfasten heißt. Und, wie Sie sich vermutlich schon gedacht haben, gehören Cola und Pommes definitiv nicht zu basischen Lebensmitteln.

Wunderbarerweise ist Basenfasten nicht nur unglaublich gesund, sondern auch spürbar wohltuend. Sie werden sich im Laufe der Woche immer fitter und unbeschwerter fühlen und merken, wie gut es Ihrem Körper tut.

Ihre Sabine Wacker

Was ist Basenfasten?

Basenfasten ist das Fasten mit Obst und Gemüse. Es heißt: essen, genießen, satt werden und dabei entlasten. Eine Woche wird dabei auf alle Lebensmittel verzichtet, die im Körper sauer verstoffwechselt werden. Alle Lebensmittel, die basisch verstoffwechselt werden, dürfen roh oder gekocht auf den Tisch. Auch neutrale Lebensmittel, das sind alle Öle, bereichern die Basenfastenwoche.

Säurebildner sind: alle tierischen Eiweiße aus Fleisch, Fisch, Schalentieren, Ei, Milch und Milchprodukten, alle Getreidearten und Getreideprodukte wie Brot, Nudeln und alle Sorten von Gebäck, Zucker und alle Süßigkeiten, einige Nüsse, Spargel, Rosenkohl und Artischocken, Hülsenfrüchte, Kaffee, Schwarztee, grüner Tee, weißer Tee, Früchtetee, Limonaden, Cola, Alkohol.

Basenbildner sind: fast alles Pflanzliche wie Obst, Gemüse, Kräuter, Pilze, Keimlinge, Samen und Kerne, Mandeln, Walnüsse, Pistazien, Macadamianüsse, Zedernnüsse.

Die drei Phasen

Wenn Sie den hier beschriebenen Empfehlungen folgen, können Sie gar nichts falsch machen. Die drei Buchkapitel leiten Sie durch die drei Phasen: Nach der Vorbereitungszeit folgt das Herzstück, die Basenfastenwoche, und danach gilt es möglichst viele der positiven Veränderungen beizubehalten.

Vorbereitungswoche

Die erste Woche dient der Vorbereitung; Sie kaufen das Nötige ein, probieren das eine oder andere schon mal aus, zum Beispiel eines der vielen leckeren im Buch beschriebenen basischen Rezepte oder genießen schon ein Basenbad, das nicht nur entsäuernd, sondern auch wunderbar entspannend wirkt. Das muss nicht zwangsläufig eine ganze Woche sein, einige Tage würden auch ausreichen. Machen Sie es so, wie es am besten in Ihren Alltag passt.

Basenfastenwoche

So eingestimmt, lassen Sie sich in der zweiten Woche ganz darauf ein, 100 %ig basisch zu leben. Sie essen und trinken nichts, was säuernd wirkt, und lassen jeglichen Stress außen vor. Denn auch Sorgen und Ärger machen sauer. Entspannen und loslassen sind die Devise.

- Zum Frühstück gibt es rohes oder gedünstes Obst, je nachdem, wie Sie es besser vertragen, und verschiedene Nüsse und Samen. Sie können dabei aus der saisonalen Vielfalt ganz nach Geschmack und Verträglichkeit frei wählen. Smoothies und Säfte sind eine leckere Alternative.
- Zu Mittag essen Sie einen großen, bunten Salat und/oder ein Gemüsegericht; Keimlinge dürfen dabei nicht fehlen, genauso ein hochwertiges Pflanzenöl.
- Nach 14 Uhr essen Sie kein rohes Gemüse oder Obst mehr und trinken auch keine Obst- oder Gemüsesäfte mehr.
- Das Abendessen sollte leicht verdaulich sein; das könnte eine Gemüsecremesuppe oder gedünstetes Gemüse sein. Diese letzte Mahlzeit nehmen Sie um 18 Uhr ein.
- Sehr wichtig für die erfolgreiche Entsäuerung ist viel Flüssigkeit: Sie trinken täglich 2,5–3 Liter Wasser und Kräutertee.
- Auf Zwischenmahlzeiten wird, wenn es irgend geht, verzichtet. Oft lässt der vermeintliche Hunger nach einem Glas Wasser oder einer Tasse Kräutertee wieder nach. Wenn der Magen beharrlich weiter knurrt, besänftigen Sie ihn vormittags mit einem Stück Obst (Apfel, Banane o. Ä.) oder einigen Trockenfrüchten; nachmittags knabbern Sie bei zu großem Hunger einige Mandeln oder Oliven.
- Während Sie nachts schlummern, läuft die Entgiftung und Entsäuerung auf Hochtouren. Mit ausreichendem Schlaf (ungefähr 8 Stunden) und der 100 %ig basischen Ernährung schaffen Sie dafür ideale Voraussetzungen.
- Zu Unrecht gefürchtet ist die Darmreinigung. Es reicht vollkommen aus, einige Male einen Einlauf mit lauwarmem Wasser zu machen. Das ist zwar zunächst etwas ungewohnt, aber auch hier bedankt sich Ihr Körper mit Wohlbefinden für die Entlastung und Entsäuerung.

Nach dem Basenfasten

Wenn Sie einige Basenfastenregeln, die Ihnen in der Woche besonders gutgetan haben, in den Alltag hinüberretten, ist schon viel gewonnen. Ihre Säure-Basen-Balance gerät nicht wieder in Schieflage, wenn Sie täglich drei basische Portionen einplanen: Obst zum Frühstück, einen großen Salat zum Mittagessen und ein feines Gemüsegericht am Abend. Auch ein einzelner Basentag schafft einen guten Ausgleich, wenn die Säureteufelchen mal wieder zugeschlagen haben. Es gibt keine absoluten Verbote, nur den Vorschlag, Säurebildner wie Cola und sonstiges Zuckerwasser, Fastfood, Pasta, Pizza & Co., Fleisch und Wurst sowie – ja leider auch – den Kaffee auf wenige Ausnahmen einzuschränken, statt sie als Hauptlebensmittel anzusehen. In der Basenfastenwoche bekommen Sie ein untrügliches Gespür dafür, was Ihrem Körper guttut; wenn Sie auch nach der Woche darauf hören, werden Sie sich langfristig wohl und vital fühlen.

Genauso wichtig wie die basische Ernährung sind aber auch die anderen Umstellungen in Ihrer Lebensweise, die Sie in der Basenfastenwoche ganz entspannt ausprobieren können. Dazu gehören beispielsweise die regelmäßigen Mahlzeiten, die Sie möglichst immer in Ruhe einnehmen sollten. Wenn Ihr Nachtschlaf auf einmal viel erholsamer war, bleiben Sie doch dabei, als Abendessen nur eine Gemüsemahlzeit vor 18 Uhr einzunehmen und danach nichts mehr zu snacken. Ein großes Plus nicht nur für Ihre Gesundheit, sondern auch für Ihr Wohlbefinden, ist auch ein festes Sportprogramm, das in jedem Alltag Platz findet, wenn man ihm die nötige Priorität einräumt. Vergessen Sie jedoch genauso wenig, auch Zeiten der Entspannung einzuplanen. Bei allen Regeln und Vorschlägen bleibt aber das Wichtigste, auf Ihr Bauchgefühl zu hören, denn das weiß meistens sehr gut, was wir eigentlich bräuchten; es findet nur in der Arbeits- und Alltagshektik oft nicht das nötige Gehör.

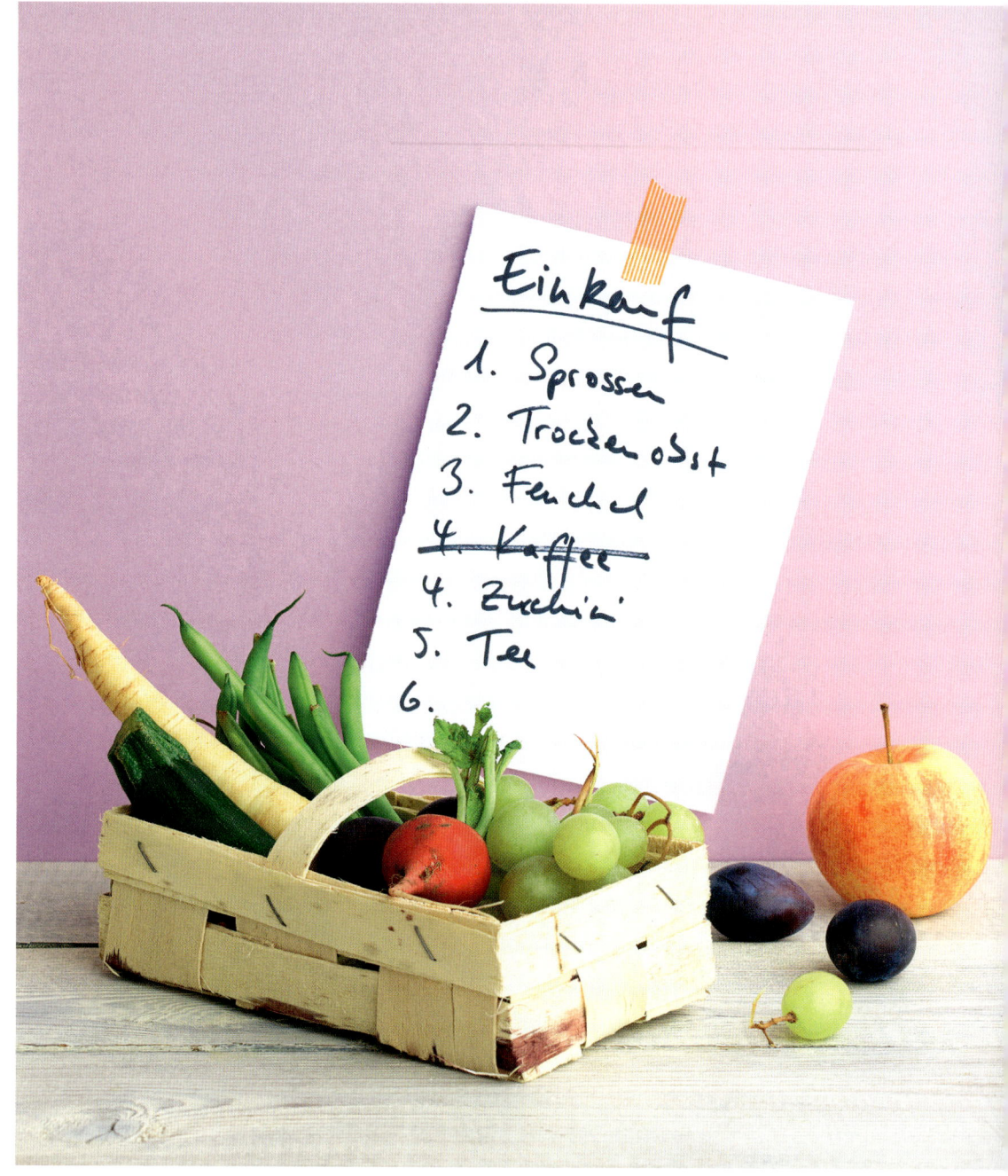

Die Vorbereitungswoche

Was muss ich einkaufen? Welche Lebensmittel und Utensilien brauche ich? Wie kann ich mich auf die Basenfastenwoche einstimmen? Was gilt es zu bedenken und vorzubereiten?

Essen Sie 100 %ig basisch

Nein – in der Basenfastenwoche gibt es keine Kompromisse. Die Woche wird 100 %ig basisch. Das heißt, es kommen Obst und Gemüse, Kräuter, Nüsse und frische Keimlinge auf den Tisch. Und damit es nicht langweilig wird, bereichern die neutral wirkenden Öle die Geschmacksbedürfnisse Ihres Gaumens. Essen Sie diese Woche einmal wirklich nur das, was bei Basenfasten erlaubt ist.

Suchen Sie nicht stundenlang im Internet alle Säure-Basen-Tabellen durch, die Sie am Ende nur verwirren. Lassen Sie sich einfach mal auf das Nur-Basische ein, wie es in diesem Buch empfohlen wird. Sie überleben es – besser als Sie denken! Und nun brechen Sie nicht gleich zusammen, nur weil die Metzger auf ihrem Fleisch, die Bäcker auf ihrem Brot und die Eisdielen auf ihrem Eis sitzen bleiben und der italienische Barista vergeblich darauf wartet, Ihnen seinen Espresso kredenzen zu dürfen.

Bleiben Sie konsequent: Kein Käffchen zwischendurch! Freuen Sie sich, dass Sie »Nein« sagen können. Das stärkt Ihr Selbstbewusstsein – mehr als Sie denken. Dazu leisten Sie einen Beitrag für die Umwelt: Basenfasten reduziert die Treibhausgase und Sie können zudem dem ein oder anderen Hähnchen zu einem längeren Leben verhelfen. Und das aus völlig egoistischem Grund: Eine Woche nur Obst und Gemüse macht Sie wieder fit, schlank und kleine Wehwehchen verschwinden auch.

Lassen Sie alte Ernährungsgewohnheiten los

Das hört sich alles nach schlimmem Verzicht an. Meinen Sie! Weil Sie nur darauf schauen, was Sie diese Woche vom Speiseplan streichen. Dabei ist es nur eine Frage des Blickwinkels. Sie kennen ja die Geschichte vom halb leeren bzw. vom halb vollen Glas. Das Beispiel ist abgedroschen; aber es ist eine Tatsache: Mit dem »Vollen-Glas-Gedanken« lebt es sich leichter und besser. Also: schwarze »Alles-ist-schlimm-Brille« absetzten und rosarote »Das-Leben-ist-schön-Brille« aufsetzen. Jetzt! Wie das geht? Einfach loslassen. Stellen Sie sich vor, Sie stehen auf dem obersten Steg der Iguazu-Wasserfälle in Brasilien oder eines anderen riesigen Wasserfalls. Es tost um Sie herum und die Wassermassen schießen nach unten. Werfen Sie alle Ihre »Aber-Gedanken« und »Ich-muss-verzichten-Gedanken« in die Wassermassen. Und sagen Sie sich: »Wie zahlreich sind doch die Dinge, derer ich nicht bedarf!«

Dieser Satz meiner Freundin Petra beinhaltet die Grundlage dafür, sich frei zu fühlen. Denn Loslassen ist der erste Schritt zur Freiheit. Also trauern Sie den Säurebildnern, wie Süßigkeiten, Fleisch oder Kaffee, nicht nach, die Sie in der Basenfastenwoche vom Speiseplan verbannen werden. Lassen Sie sie einfach los – wenigstens für diese eine Woche. Und Sie machen die besondere Erfahrung, wie frei Sie sich fühlen ohne die ständigen Gedanken: Ich brauche Kaffee, ich brauche Fleisch, ich brauche was Süßes. Brauchen Sie nicht! Nicht diese Woche. Das spielt sich alles nur in Ihrem Kopf ab. Schalten Sie Ihren Kopf einmal für eine Woche ab – auch das ist loslassen – und lassen Sie sich ein! Auf eine neue Erfahrung. Es lohnt sich! Ihr Körper und Ihre Seele werden es Ihnen danken.

Entsäuern Sie Ihren Kühlschrank

Und jetzt geht das Loslassen mit dem Kühlschrank weiter. Nein, keine Sorge – er darf in Ihrer Küche bleiben! Aber es geht ihm ans Eingemachte. Räumen Sie alles raus, was nicht in Ihr Basenfastenprogramm für die nächste Woche gehört – also Käse, Frischkäse, Wurst, Schinken Fleisch, Forellenfilet, Räucherlachs, Eier, Butter, Sahne, Joghurt, Milch, Quark, Aufstriche, Senf, Cola, Wein, Prosecco, Bier. Vermutlich ist der Kühlschrank ohne Säurebildner so gut wie leer. – Dann können Sie den halben Salatkopf und die wenigen Möhren auch noch aus dem Gemüsefach räumen und den Kühlschrank gleich sauber machen. So, und nun räumen Sie die Säurebildner ins unterste Fach. Planen Sie die Mittags- bzw. Abendessen in dieser Vorbereitungswoche so, dass die Säurebildner möglichst schnell aufgebraucht werden. Und wenn einer aufgebraucht ist, bloß nichts nachkaufen. Ideal ist es, wenn Sie den Kühlschrank bis zum Tag 1 des Basenfastens völlig entsäuert haben. Wenn Sie ein widerspenstiges Familienmitglied im Haushalt haben, dann müssen Sie das anders lösen. Räumen Sie sich dann ein oder zwei Fächer im Kühlschrank frei und erklären Sie diese als 100 %ige basische Zone!

Jetzt kommen die Küchenschränke dran. Vorräte wie Nudeln, Reis, Mais, Mehl, Zucker, Honig, Marmeladen, Gebäck und Kaffee müssen Sie – na klar – nicht aufbrauchen oder gar entsorgen. Einfach ganz nach hinten, aus dem Sichtfeld räumen – das genügt fürs Erste. Und schön sichtbar nach vorn kommen dann Mandeln, Pistazien, Kokosflocken, Sesamsamen, Öle, sobald Sie alles eingekauft haben. Die Ablagen räumen Sie am besten frei. Kein Brot usw. in Griffbereitschaft – dafür eine schöne große Schale mit Obst – das haben Sie doch immer im Haus, oder? Ziel ist eine Küche die, egal wohin Sie schauen, nur Basisches anbietet.

Kein Rülpswasser mehr trinken

Jetzt geht es um Getränke – um die, die Sie während Ihrer Basenfastenwoche liter-weise trinken dürfen, ja sollen: Wasser, Wasser, Wasser und verdünnten Kräutertee. Auch heißes Ingwerwasser ist hervorragend: Ein kleines Stückchen frischen Ingwer schälen, in Scheiben schneiden und mit einer Tasse heißem Wasser übergießen. Das klingt spartanisch? Ist es auch! Sie fasten nächste Woche – schon vergessen? Und dabei geht es Ihnen doch richtig gut, denn Sie dürfen jede Menge Obst und Gemüse essen und dabei satt werden. Und zu trinken gibt es eben Wasser und Kräutertee.

Alles andere trinken Sie diese Woche einfach mal gar nicht. Für Limos, Cola, Hugos und Prosecco Aperol bleiben noch viele Tage in diesem Jahr. Und auch Apfelsaft-schorle – überhaupt alle Arten von Sprudelwasser – sind nächste Woche gestrichen. Mal ehrlich, das Rülpswasser schmeckt doch so toll auch wieder nicht; und zudem können Sie davon weit weniger trinken als von Wasser ohne Kohlensäure. Und wer weiß, vielleicht finden Sie sogar Gefallen daran und am Ende der Basenfastenwoche kommt Ihnen nur noch das gute Quellwasser ins Haus. Gute Wasserqualität hat viele verschiedene Facetten und es gibt genauso viele Meinungen und auch Untersuchun-gen dazu. Das soll Sie aber nicht davon abhalten, gechillt eine Woche Basenfasten zu machen und auch beim Trinken ein gutes Gefühl zu haben.

Mein Tipp: Bevor Sie verkrampft nach dem optimalen Wasser suchen und verzwei-felt auf allen Wasserflaschen die klein gedruckten Analysewerte studieren, schalten Sie Ihren gesunden Menschenverstand ein und folgen Sie außerdem Ihrem Bauchge-fühl. Wetten, die zwei treffen eine gute Wasserwahl?

Fahren Sie Ihren Kaffeekonsum auf null!

Großes Loslassthema beim Basenfasten ist der geliebte Kaffee, denn dieser ist leider ein Säurebildner. Vergessen Sie Ihre Kaffeesucht also mal für eine Zeit und lassen Sie sich von dem interessanten Wachgefühl jenseits des Kaffees überraschen. Okay, ich gebe zu, es gibt da eine kleine Durststrecke von zwei, maximal drei Tagen dazwischen, in denen Ihnen – wie den meisten Menschen – der Koffeinentzug zu schaffen machen wird. Aber danach geht es Ihnen hervorragend. Ohne Kopfweh, ohne Benommenheit, ohne Kreislaufabsturz.

- Wenn Sie regelmäßig ein bis zwei Tassen Kaffee trinken, hören Sie zwei bis drei Tage vor dem Basenfasten damit auf, damit es Ihnen vom ersten Basenfastentag an gut geht.
- Falls Sie ein echter Kaffee-Junkie sind und vier oder mehr Tassen pro Tag brauchen, dann reduzieren Sie Ihren Kaffeekonsum vom ersten Tag der Vorbereitungswoche aus langsam. Auch hier ist das Ziel, ab dem zweiten oder dritten Tag vor der Basenfastenwoche kaffeefrei zu bleiben.
- Sie meinen Koffeinentzug sei für Sie kein Thema, weil Sie nur eine Tasse am Tag trinken oder nur Espresso genießen? Das ist oft ein Irrtum. Entzugserscheinungen sind bereits bei einer Tasse Kaffee pro Tag möglich.
- Und übrigens: Auch schwarzer Tee, grüner Tee, weißer Tee, Matetee und Cola enthalten Koffein und führen zu Entzugserscheinungen, wenn man sie nach regelmäßigem Konsum weglässt. Wenn Sie jetzt das Argument auf den Lippen haben, dass grüner Tee doch so viele gesundheitsfördernde Substanzen enthält, gebe ich Ihnen Recht. Aber es ist eben auch Koffein drin – mit allen Vor- und Nachteilen.

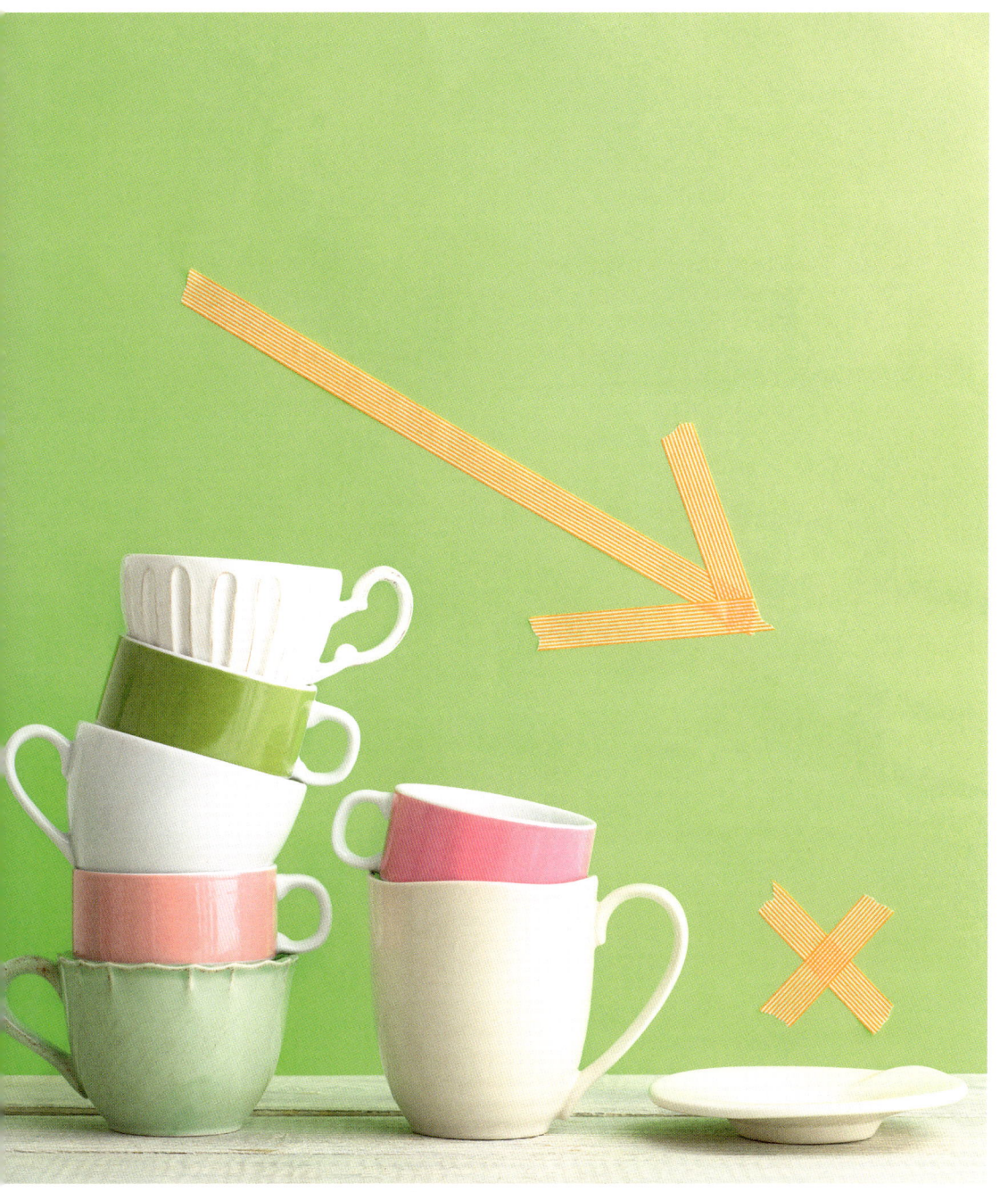

Tauchen Sie in die Welt der Kräutertees ein

An einem Nachmittag in der Vorbereitungswoche sollten Sie mal Teeshopping machen. Nein, damit meine ich nicht, 20 Paar Schuhe kaufen und dabei einen Tee trinken. Damit meine ich Eintauchen in die Welt der Teevielfalt – genau genommen in die Vielfalt der Kräutertees. Wie langweilig … gar nicht! Und es finden sich auch nicht nur schwarze, grüne, weiße Tees oder Früchtetees (alles Säurebildner) in den Teegeschäften. Es gibt so viele leckere Kräutertees; und die brauchen auch keine zusätzlichen Aromastoffe, damit meine Geschmacksknospen sie als Tee anerkennen. Am besten: naturbelassen wie der gute alte Haustee mit Pfefferminze, Melisse, Ringelblumen, Brennnessel, Löwenzahn, Hafer, Schachtelhalm, Goldrute, Lavendel, Verbene, Zitronenmelisse – also mit all den Kräutern, die auf den Feldern und in unseren Gärten so wachsen.

Und ganz ehrlich: Der Zweck des Tees ist in erster Linie die Flüssigkeitszufuhr und nicht ein geschmacklicher Orgasmus oder? – Also: Ran an die Haustees, am besten in Bio-Qualität. Los geht es! Große Auswahl bieten zum Beispiel Biosupermärkte. Viele Firmen, wie Sonnentor oder Lebensbaum, haben Haustees im Sortiment. Sie müssen gar keinen teuren Basentee kaufen – sie enthalten immer unterschiedliche Kräutermischungen, die Sie genauso in Haustees bekommen – nur günstiger. Wenn Sie einen normalen Haustee, der in der Regel aus einer einheimischen Kräutermischung besteht, kaufen, dann ist der auch in Bioqualität nicht teuer und erfüllt seinen Zweck: Flüssigkeitszufuhr und damit Durchspülung der Gewebe. Mehr wollen wir doch gar nicht beim Basenfasten!

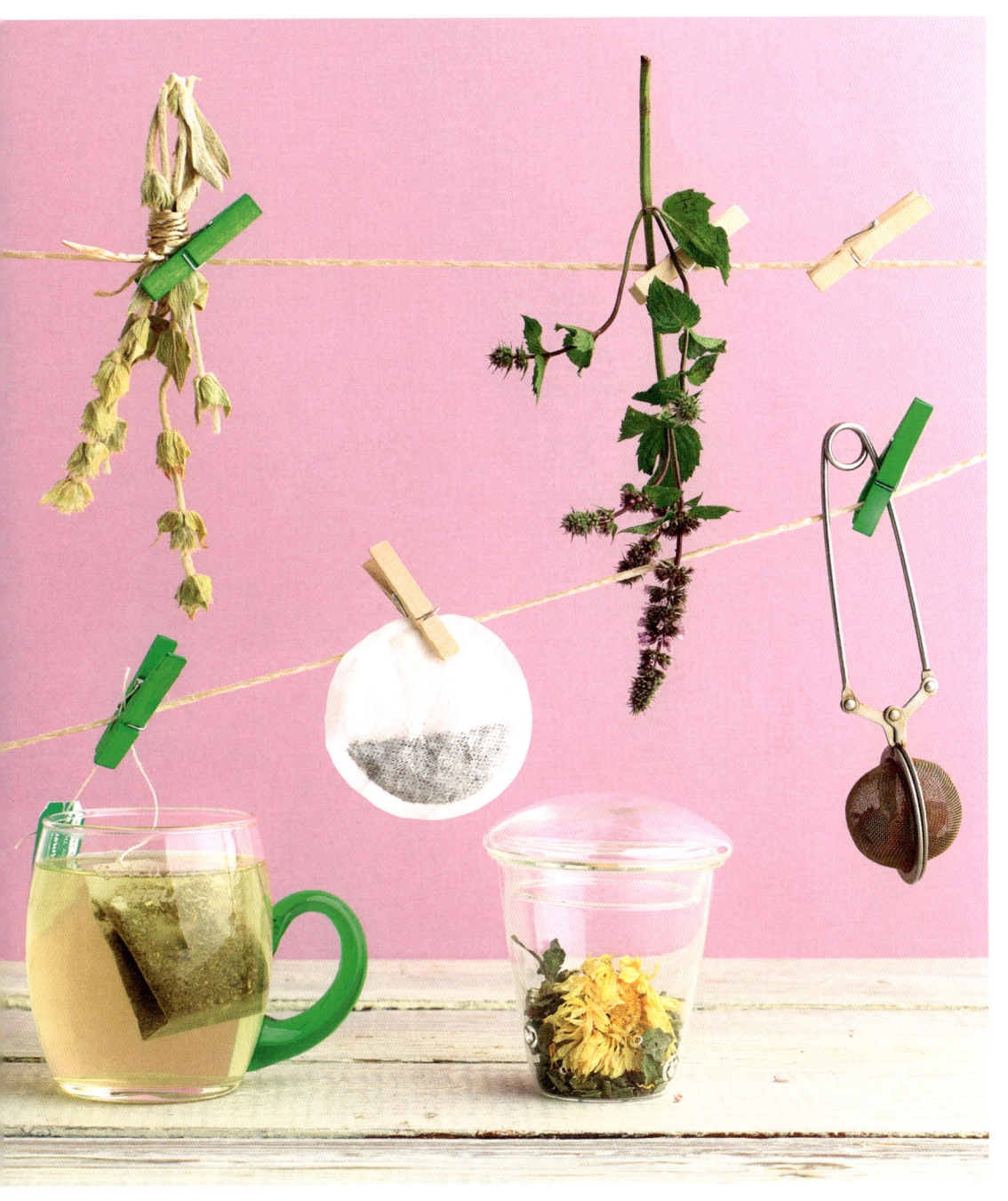

Beschnuppern Sie basisches Neuland!

Warten Sie nicht, bis die Basenfastenwoche startet. Beschnuppern Sie jetzt schon alles Basische, was sich in Ihrer Küche befindet. Bislang haben Sie ja nur gelesen, was Sie alles bleiben lassen sollen in Ihrer Basenfastenwoche. Denken Sie jetzt um – you remember: das halbvolle Glas!

In der Basenfastenwoche ist nahezu alles Pflanzliche erlaubt: Obst, Gemüse, Salate, Kräuter, Samen, Öle und die meisten Nüsse. Das ist so viel – das glauben Sie gar nicht. Die wenigen Ausnahmen sind schnell genannt: beim Gemüse Rosenkohl, Spargel und Artischocken, bei den Nüssen Erdnüsse, Haselnüsse, Pecanüsse, Pinien- und Cashewkerne sowie Essig. Alle Getreidearten sind ebenfalls leichte Säurebildner – es sei denn in Form von Getreidekeimlingen.

Durchforsten Sie jetzt Ihre Küche, was Sie davon schon alles zuhause haben: Äpfel, Bananen, anderes Obst der Saison, Avocados, Karotten, Kartoffeln, Oliven, Zwiebeln, Zitronen, Mandeln, Walnüsse, Pistazien, Macadamianüsse, Kokosflocken, ungeschwefelte Trockenfrüchte, Kräuter auf dem Balkon. Nur Fleisch, Nudeln und Schokolade im Haus? Dann schnell los in den nächsten Gemüseladen und eine kleine Grundausstattung kaufen. Dabei können Sie im Bioladen oder im Reformhaus gleich noch Sesamsalz (Gomasio) zum Würzen und Erdmandelflocken (Chufas Nüssli) für Ihr basisches Müsli mitnehmen.

Und morgen früh können Sie schon mal einen Apfel essen, bevor Sie zum Honigbrot greifen. Und morgen Mittag eine Portion Salat vor dem – ich will's gar nicht wissen. Und schon wird wenigstens Ihr Gewissen basischer …

Werden Sie beim Gemüseschnippeln kreativ

Je vielfältiger die Gemüsezubereitung wird, umso abwechslungsreicher wird Ihre Basenfastenwoche. Und wenn Sie nicht glauben, dass die Schneidetechnik den Geschmack des Gemüses beeinflusst, dann machen Sie mal drei Tage nacheinander Zucchini in Olivenöl und schneiden die Zucchini einmal in Stifte, einmal in Würfel und einmal in dünne Scheiben. Und dann reden wir weiter …

Zum Schneiden reicht ein gutes Gemüsemesser. Es sollte scharf sein und keine Rillen im Schliff haben, denn Sie wollen die Zucchini ja nicht zerfetzen, sondern kunstvoll zerkleinern – das Auge isst schließlich mit. Falls sich nichts Passendes findet, wäre vielleicht eine kleine Neuanschaffung angesagt. Möglicherweise finden Sie beim Durchforsten von Schubladen und Schränken aber auch noch andere interessante Küchengeräte, die schon länger verstaubt herumstehen? Vielleicht eine Gemüsereibe oder gar eine Küchenmaschine, die Ihnen das Gemüse in alle erdenklichen Formen zerkleinert? Oder sogar einen Spiralschneider, um Gemüsespaghetti herzustellen? Keine Sorge, ich will Sie nicht zum Kauf unzähliger Küchengeräte verführen. Nur, was zuhause ist, kann eingesetzt werden.

Werden Sie zum Öl-Gourmand

Kaufen Sie für Ihre Basenfastenwoche so viele verschiedene Öle, wie Sie wollen, ein. Klar haben Sie ein gutes Olivenöl zu Hause – das bezweifle ich gar nicht. Aber immer das gleiche Öl für den Salat und für das Gemüse? Wie langweilig. Öle sind wie alle Fette Geschmacksträger. Profitieren Sie davon in Ihrer Basenfastenwoche und spielen Sie mit dem Geschmack der Öle. Sie werden erleben, wie unterschiedlich das Gemüsearoma sich in verschiedenen Ölen ausbreitet. Machen Sie es wie ich: Legen Sie sich eine kleine Ölauswahl zu: beispielsweise eine Olivenölsorte, die Sie bislang noch nicht hatten, für Ihre mediterranen basischen Gerichte, ein Avocadoöl für Ihre sommerlichen Salate, ein Haselnuss- oder Walnussöl für Ihre winterlichen Salate, ein Kürbiskernöl für herbstliche Kürbisgerichte, ein Sesamöl, für asiatische Gerichte oder für Lauch oder Fenchelzubereitungen.

Halten Sie auch immer ein Öl vorrätig, das sich zum Anbraten eignet, also ein Öl mit einem höheren Anteil an gesättigten Fettsäuren wie ein Bratolivenöl, Rapsöl oder Erdnussöl. Wenn Sie ein wenig stöbern, finden Sie vielleicht auch besonders raffinierte Öle wie ein Tomatenkernöl, das gut zu sommerlichen Zucchini-Tomaten-Rezepten passt.

Kaufen Sie bei Ihnen unbekannten Ölen erst mal kleine Fläschchen ein, falls Ihnen eine Sorte nicht so mundet. Zudem können Sie so mehrere gleichzeitig in Gebrauch haben, ohne dass die Öle zu lange offen sind. Je höher der Gehalt an ungesättigten Fettsäuren ist, desto schneller wird das Öl nach Anbruch ranzig.

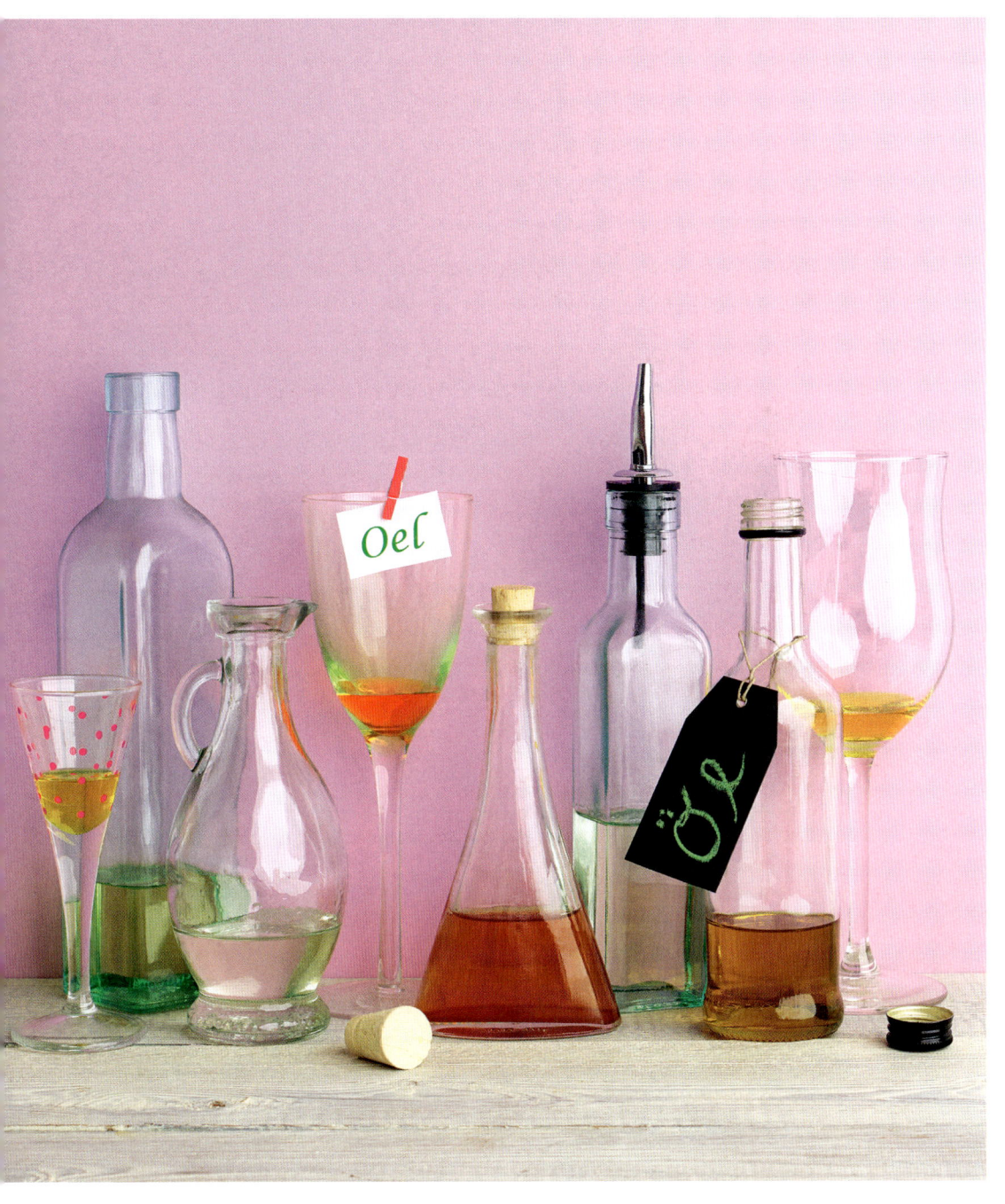

Hören Sie bei der Obst- und Gemüsewahl auf Ihren Bauch

Machen Sie im Laufe der Vorbereitungswoche Obst- und Gemüseshopping – spätestens am letzten Tag, bevor das Basenfasten losgehen soll. Halt, bevor Sie den Einkaufskorb schnappen, werfen Sie einen Blick aus dem Fenster: Worauf macht dieses Wetter Lust? Ist es brütend heiß, sodass Sie Lust auf sommerliche Beeren und Salate haben, oder ist es grau in grau und nasskalt, und Ihr Bauch ruft nach einem warmen Süppchen und nach satt machenden Bananen und Nüssen? Lassen Sie sich vom Wetter und damit von den Jahreszeiten inspirieren, denn Ihr Bauch weiß eigentlich genau, was ihm guttut. Fragen Sie bloß nicht Ihren Kopf – der spuckt Ihnen Kalorienangaben, Eiweißbedarf und sonstige Hirngespinste entgegen, mit denen er sich durch die Medien hat füttern lassen.

Back to »Belly-Feeling« (Bauchgefühl) – das ist die Devise beim Basenfasten. Und der Bauch reagiert genau auf die Tagesform, die Sie haben – und die ist immer auch ein wenig abhängig von Jahreszeit und dem jeweiligen Wetter. Es hilft schon, wenn Sie sich die Saisontabellen im Internet mal anschauen – aber eigentlich wissen Sie doch ganz gut, dass Tomaten an Weinachten nicht in unseren Gärten wachsen und Sie im Sommer nie auf die Idee kämen, sich eine russische Wintersuppe mit Kohl zu kochen. So und nun los in ein Geschäft, das Gemüse und Obst appetitlich anbietet – das regt Ihr Bauchgefühl an und jetzt: Obst und Gemüse einkaufen, bis der Arzt kommt.

Kleiner Tipp für den Anfang, wenn das Bauchgefühl noch zu schüchtern ist: In jeder Saison dabei sind Äpfel, Mandeln, Pistazien, Macadamianüsse, Kokosflocken, Oliven, Avocado, Blattsalate, Kartoffeln, Zwiebeln und Karotten. Und im Sommer und Herbst können Sie in Obst und Gemüse schwelgen.

Packen Sie Ihre Vitamintabletten weg und ziehen sich Keimlinge

Vitamine, Mineralien, Spurenelemente und Bioaktivstoffe essen Sie in der Basenfastenwoche direkt aus der Natur. Ihre Vitamintabletten können Sie also getrost wegpacken. Das Geld können Sie sich sparen. Vorausgesetzt, Sie gestalten Ihre Basenfastenwoche so abwechslungsreich, wie ich es Ihnen empfehle. – Dann nehmen Sie dabei mehr Vitalstoffe zu sich, als Sie das im »Normalfall« tun. Auch Basenpulver müssen nicht sein, es sei denn, Sie leiden an einer chronischen Nierenfunktionsstörung, an Diabetes oder an einer anderen weit fortgeschrittenen chronischen Erkrankung des Stoffwechsels.

Mit gekeimten Samen nehmen Sie einen Powermix an Vitaminen, Mineralien und Bioaktivstoffen zu sich. Am besten gründen Sie Ihre eigene Vitaminfabrik auf Ihrer Fensterbank – und Sie sind unabhängig von der Vitamintablettenindustrie. So geht es: Sie kaufen sich zwei Keimgläser in einem Bioladen oder Reformhaus oder auf www.e-biomarkt.de, dazu ein Päckchen Sonnenblumenkerne, Linsen, Kichererbsen, Braunhirse oder andere keimfähige Samen (sind im Normalfall alle, die im Handel und ungeschält sind) und los geht es. Weichen Sie ca. 3 Esslöffel der Samen in Wasser für einige Stunden ein, schütten Sie das Wasser dann ab und stellen Sie das Keimglas mit den Samen kopfüber auf eine Abtropfvorrichtung. In den folgenden Tagen spülen Sie die Samen im Keimglas ein- bis zweimal täglich mit klarem Wasser und lassen es gut abtropfen. Nach zwei bis drei Tagen sprossen die Samen und sind verzehrbar.

Gekeimte Samen enthalten ein Vielfaches an Vitaminen, Mineralien und Bioaktivstoffen im Vergleich zu nicht gekeimten Samen – viele wie Kresse und Brokkoli sind besonders reich an Vitamin C. Falls Sie keine Lust zum Selbstziehen haben, greifen Sie auf fertige Keimlinge zurück. Die gibt es sowohl frisch als auch getrocknet (Goldkeimlinge) im Bioladen – aus Dinkel, Weizen und sogar aus Quinoa.

Essen Sie nur reifes Obst und Gemüse

Wenn wir schon beim Thema Vitamine & Co. sind: Ab sofort kommt nichts Unreifes mehr auf den Tisch – denn das enthält je nach Reifegrad nur einen Bruchteil der Vitalstoffe, die laut Tabellen drin sein sollten. Also Hände weg von festem Obst, grünen Bananen, halbgrünen Tomaten, Erdbeeren, faserigen langweiligen Feigen und harten Pflaumen. Kein Wunder, wenn viele Menschen nicht so auf Basisches stehen. Nur reifes Obst und Gemüse sind so basisch, saftig und lecker, wie wir es wollen. Und – by the way – leichter verdaulich. Denn Blähungen und Bauchweh können auch damit zusammenhängen. Unreifes Obst ist fast so leer an Vitalstoffen wie ein Weißmehlbrötchen. Also Hände weg davon.

Kaufen Sie nur Obst und Gemüse ein, das gerade Saison hat. Nehmen Sie bevorzugt regionale Produkte, auch wenn das leider keine Garantie mehr für Reife ist. Selbst im Bioladen erwische ich immer wieder mal nach »purem Nichts« schmeckende Äpfel oder Pfirsiche – wohl weil sie zu früh geerntet wurden. Und wenn Sie doch auf Überregionales stehen: Dann erlauben Sie sich mal eine Flugananas zwischendurch – extra auf die Malediven zu fliegen, um dort eine frische zu bekommen, ist auch nicht klimaneutraler.

Probieren Sie Ihr erstes basisches Müsli

Warum denn warten, bis es in der nächsten Woche ganz basisch wird? Obst am Morgen schmeckt so lecker, da können Sie schon nach dem ersten Baseneinkauf loslegen. Essen Sie heute schon Ihr erstes basisches Müsli und lassen Sie sich vom Suchtfaktor des Müslis überzeugen. Sie können gern jeden Morgen der Vorbereitungswoche so in den Tag starten. Essen Sie das in Zukunft – auch nach dem Basenfasten – so oft wie möglich. Da es unzählige Obstsorten gibt und Sie jede verwenden können, die gerade Saison hat, wird es garantiert nie langweilig. Sie können auch Linsenkeimlinge oder Sonnenblumenkeimlinge auf Ihr Müsli geben, das schmeckt interessant und Sie haben ein echtes Vitalstoffpaket am Morgen.

Grundrezept basisches Müsli

▶ Für 2 Personen
⏱ 10 Min.
2–3 Stück Obst der Saison
Im Sommer z. B.:
1 Schale Himbeeren · 1 Schale Heidelbeeren · 1 reifer Pfirsich
Im Winter z. B.:
1 reife Banane · 1 Apfel · 2 EL Rosinen
Außerdem:
½ Zitrone · 2–3 EL Erdmandelflocken (Chufas Nüssli) · 1 EL Mandelblättchen, Kokosflocken, Sonnenblumenkerne, Sesamsamen, Zedernkerne, Pistazien oder Mandelmus

- Die Obstsorten waschen, schälen und in Scheiben oder Stückchen schneiden. Die Beeren waschen und abtropfen lassen.
- Alles Obst vermischen und den Saft einer halben Zitrone sowie die Erdmandelflocken dazugeben.
- Je nach Vorliebe noch Mandelblättchen, Kokosflocken, Sonnenblumenkerne, Sesamsamen Zedernkerne, Pistazien oder Mandelmus daruntermischen.

Bewegen Sie sich jeden Tag eine halbe Stunde

Ab sofort ist Schluss mit Rumgammeln. Kommen Sie in die Puschen und bewegen Sie sich. Ihr Körper will was erleben. Geben Sie ihm, was er liebt! Fangen Sie am besten schon in der Vorbereitungswoche damit an. Ihr Körper braucht immer Bewegung – mit kleinen Ruhepausen. Don't forget it. Aber das wissen Sie doch längst. Jetzt geht es darum, es auch zu tun. Schlau ist, wenn Sie sich eine Bewegungs- oder Sportart aussuchen, die Ihnen vom Wesen her liegt. Wenn Sie sich in der Basenfastenwoche schwitzend und ächzend durch den Stadtpark jagen und es eigentlich doof finden, haben Sie nur eine Woche was davon. Probieren Sie lieber aus, was Sie schon lange mal interessiert hat – Skaten, Zumba oder Tanzen … Dann kann das ein Leben lang halten.

Oder wie wäre es mit mehr Sex? Abgesehen von dem mehr an Lust, wenn Sie nicht mehr so übersäuert sind, sollen sich zumindest beim Mann durch viel Obst und Gemüse die funktionalen Voraussetzungen dafür verbessern. Jede Art von Bewegung trägt aktiv zur Entsäuerung bei – ein Grund mehr, es zu tun.

Lassen Sie keinen Stress zu

Sie denken vielleicht: »Es reicht doch völlig aus, wenn ich mich nächste Woche 100 %ig basisch ernähre und jeden Tag meine Joggingrunden drehe, oder?« Doch da bleibt noch dieses doofe Gefühl in Ihrem Bauch, wenn Sie an die vielen ungeliebten Aufgaben denken, die sich vor Ihnen aufbauen und sagen: »Erledige mich!«? Zum Beispiel die unbearbeiteten Unterlagen fürs Finanzamt, die immer noch rumliegen? Nein, die haben in Ihrer Basenfastenwoche keine Chance! Zeigen Sie dem Stress, egal woher er kommt, nächste Woche mal die rote Karte! Lassen Sie in der Woche nur Basisches an sich heran – auch nur »Non-Food-Basisches«. Genau, nicht nur Essbares und Trinkbares soll in der Woche basisch sein. Auch Stress und ungeliebte Arbeit machen sauer.

Haben Sie Bedenken, dass Ihnen dazu die Gelassenheit fehlt? Also echt, die Bügelwäsche läuft Ihnen doch nicht davon, der unaufgeräumte Keller auch nicht. Aber die Steuern? Okay, vielleicht machen Sie das Unaufschiebbare schon in der Vorbereitungswoche fertig, dann haben Sie in der Basenfastenwoche definitiv keinen Zeitdruck und Stress. Und alles andere darf warten und Sie haben dann einen freien Kopf und einen freien Bauch? Loben Sie sich, wenn Sie das schaffen. Es ist so wichtig!

Schlafen Sie mindestens acht Stunden

Schlafen Sie so lange wie möglich und so früh wie möglich. Acht Stunden sollten es jede Nacht sein und beim Basenfasten dürfen es in den ersten Tagen auch mal neun Stunden oder mehr sein. Vor allem dann, wenn Sie gerade sehr gestresst und überarbeitet sind. Schlaf ist ein unterschätzter Gesundmacher. Geben Sie Ihrem Körper viel nächtliche Ruhezeit und er entgiftet mithilfe der Leber »im Schlaf« ganz von allein. Lassen Sie Ihre Leber doch arbeiten, wenn Sie schlafen – einfacher geht es nicht.

Die Säuren, die bei dieser Arbeit anfallen, die Stoffwechselendprodukte, die gehen mit dem ersten Wasserlassen morgens raus. So schnell werden Sie basischer. Und je weniger Sie abends essen, umso leistungsfähiger ist die Leber nachts. Das gilt vor allem für Kohlenhydrate am Abend, denn die Bauchspeicheldrüse kann abends nicht so viel Insulin bereitstellen. Also Finger weg von Pasta, Brot & Co. in der Vorbereitungswoche – in der Basenfastenwoche selbst sind sie ohnehin nicht erlaubt. Auch nach der Basenfastenzeit lassen Sie die Kohlenhydrate am Abend besser weg. Stattdessen? Ein leicht verdauliches Gemüsegericht, ein Abendspaziergang, ein Kräutertee und ein gutes, entspannendes Buch und ab ins kuschelige Bett – vor Mitternacht bitte.

Entsäuern Sie mit einem Basenbad

Ein ausführliches Wannenbad ist nicht nur Entspannung und Wellness pur, sondern unterstützt Ihren Körper auch bei der Entsäuerung und Entgiftung. Am besten machen Sie am sechsten Vorbereitungstag ein Basenbad. Wenn Sie dazu keine Zeit haben, ist es aber auch nicht tragisch, wenn Sie es erst am ersten Tag der Basenfastenwochen machen. Und am siebten Vorbereitungstag folgt dann die Darmreinigung – keine Angst, auch das ist halb so wild.

Für das Basenbad kaufen Sie einfach loses Basenpulver in der Apotheke (Markenprodukte sind teurer und enthalten auch nur Basenpulver …). Für ein Bad geben Sie ca. 170 g eines Basenpulvers ins warme Badewasser. Verwandeln Sie Ihr Badezimmer in eine kleine Wellnessoase und machen es sich mit Kerzen und einem Duftöl, beispielsweise Verbene oder Orange, in der Duftlampe gemütlich. Licht aus und rein ins wohlig warme Wasser. Bleiben Sie so lange in der Wanne, wie Sie wollen, wenn Ihr Kreislauf stabil ist. Neigen Sie zu niedrigem Blutdruck, gehen Sie nach 20 Minuten wieder raus. Sonst darf es bis zu einer Stunde sein, solange Sie sich wohlfühlen dabei. Vergessen Sie dann nicht, heißes Wasser nachzufüllen.

Reinigen Sie Ihren Darm

Bevor Sie in der Basenfastenwoche die vielen guten basischen Lebensmittel genießen können, wird Ihr Darm am Abend zuvor gereinigt. Vermutlich ist das Neuland für Sie – keine Panik – es ist halb so schlimm. Wenn Sie schon mal gefastet haben oder von Freunden, die Fastenerfahrung haben, von den Glaubersalzlösungen gehört haben, dann stehen Sie dem Thema vielleicht noch skeptischer gegenüber. Dabei gibt es doch viel einfachere Lösungen. Machen Sie einen Einlauf – das ist schnell, praktisch und unkompliziert!

Kaufen Sie dazu in der Apotheke oder in einem Sanitätshaus einen Irrigator – am besten einen Reiseirrigator. Nein, kein Klistier, keine Backpflaumen, keine Flohsamen, kein Sauerkrautsaft! Auch keine Zusätze in den Einlauf. Einfach nur Wasser, das so warm sein soll wie für ein Bad – 36,5 bis 37 Grad.

Für den Einlauf füllen Sie den Irrigator mit warmem Wasser und fetten Sie das Einführteil des Irrigators mit etwas Creme ein. Legen Sie sich auf ein Handtuch in Ihrem Bad auf die linke Seite und führen das Endstück des Irrigators vorsichtig ein. Öffnen Sie dann den Hahn am Irrigator und lassen Sie so lange Wasser einlaufen, bis Sie einen Entleerungsdruck spüren. Das kann beim ersten Mal bereits nach einer nur geringen Wassermenge der Fall sein. Gehen Sie dann erst mal auf die Toilette. Wiederholen Sie diesen Vorgang – immer wieder Wasser nachfüllen – so lange, bis sich Ihr Darm richtig frei und leer anfühlt. Die Darmreinigung wiederholen Sie auch während der Basenfastenwoche zwei- bis dreimal.

Am letzten Tag machen Sie sich startklar

Jetzt wird es ernst – nein basisch. Der Countdown läuft – sind Sie startklar? Sind Sie voll motiviert und freuen sich auf Ihre Basenfastenwoche? Ist Ihr Kühlschrank entsäuert und mit Obst und Gemüse gefüllt? Tummeln sich in der Küche jede Menge Wässer, Kräutertee, Kartoffeln, Saisongemüse, Äpfel, Bananen, köstliches saisonales Obst vom Wochenmarkt, Oliven, Nüsse und Samen? Haben Sie mindestens zwei Öle im Haus? Erdmandelflocken und Sesamsalz und einige frische Kräuter? Fehlt noch was? Dann gehen Sie noch mal los und machen Sie die letzten Einkäufe. Haben Sie mit Ihrem Bewegungsprogramm begonnen? Sie wissen ja, täglich mindestens eine halbe Stunde Sport machen. Die erste Darmreinigung wartet heute Abend auf Sie. Haben Sie gestern auch schon das erste Basenbad gemacht? Das hat sonst auch morgen noch Zeit. Die Darmreinigung zu Beginn ist wichtiger. Haben Sie schon in basischen Rezepten geschnuppert – hier im Buch oder im Basenfastenportal (kostenlos) auf www.basenfasten.de oder im Basenfastenkochbuch und schon das eine oder andere ausprobiert? Macht die Familie mit oder wenigstens eine Freundin? Zumindest beim Sportprogramm – fragen Sie noch mal … Und nun sind Sie stolz auf sich! Sie haben alle Vorbereitungen getroffen – morgen geht es los und das Gesundheitserlebnis beginnt. Viel Freude dabei!

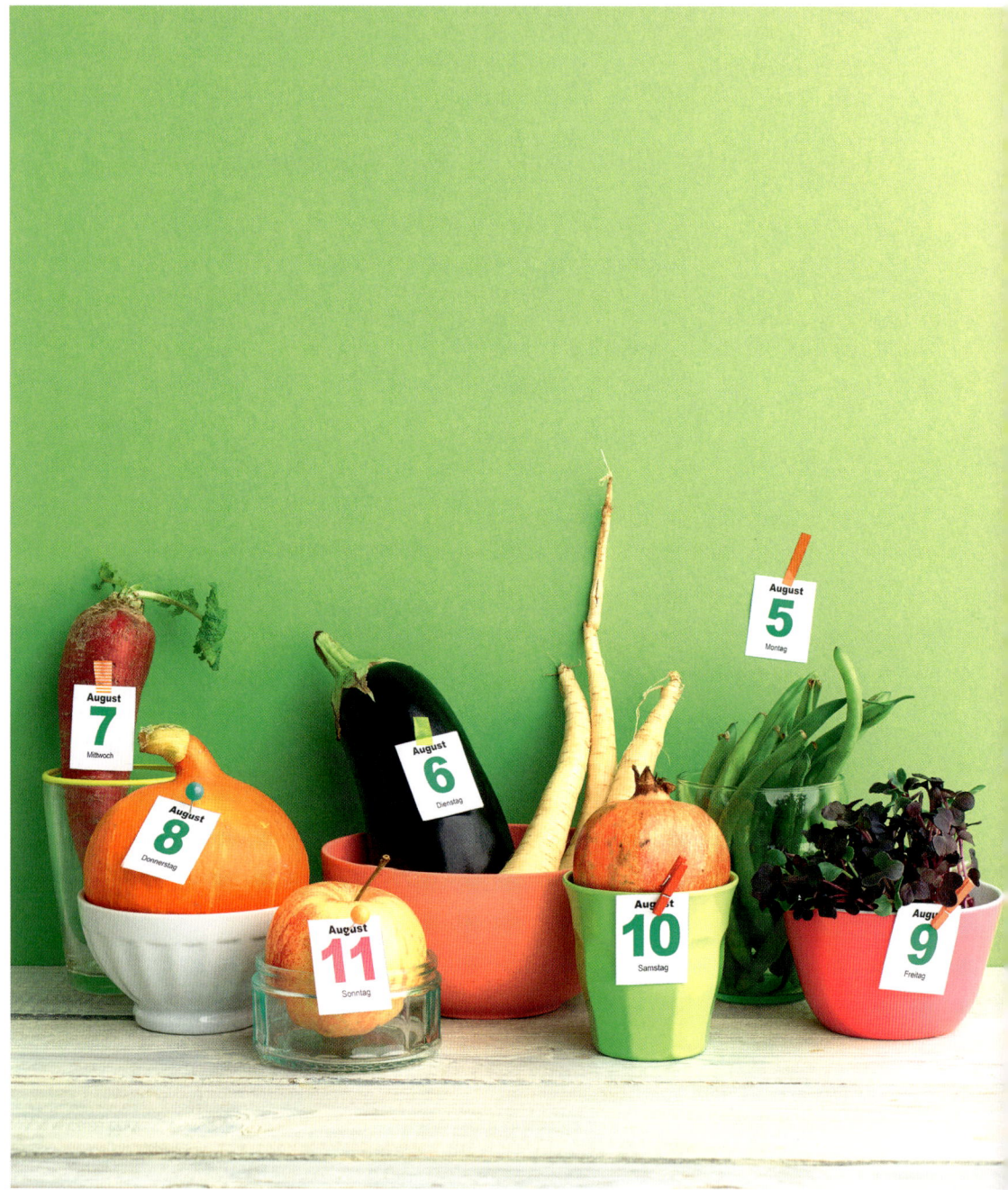

Die Basenfastenwoche

Diese Woche wird 100 %ig basisch mit Gemüse, Salat und Obst satt, viel Wasser, viel Schlaf, wenig Stress, viel Bewegung und Entspannung im Wechsel. – Eine echte Loslass- und Genießerwoche!

Essen Sie sich an Grünzeug satt und trinken 2,5–3 Liter

Starten Sie ausgeschlafen in Ihren ersten Basenfastentag und freuen sich zusammen mit Ihrem Körper auf die Vitalstoffvielfalt, die jetzt auf Sie zukommt. Und so sehen Ihre Tage in der Basenfastenwoche aus: Essen Sie zum Frühstück nur Obst oder ein basisches Müsli (Seite 27) und essen Sie mittags eine große Portion knackigen Salat mit Keimlingen. Wenn Sie mittags genügend Zeit haben, essen Sie danach noch gedünstetes Gemüse oder eine Gemüsesuppe. Genießen Sie abends ein nicht zu großes Gemüsegericht oder eine Gemüsecremesuppe.

Kleine Zwischenmahlzeiten in Form eines Apfels, einer Banane, einiger Mandeln oder Trockenfrüchte nehmen Sie nur zu sich, wenn Sie es gar nicht mehr aushalten. Besser: Verzichten Sie auf Snacks zwischendurch. Mein Tipp: Trinken Sie eine Tasse Tee oder ein Glas Wasser. Auch eine Tasse Gemüsebrühe hilft oft, den scheinbaren Hunger zu vertreiben. Trinken Sie über den Tag verteilt 2,5 bis 3 Liter Wasser oder verdünnten Kräutertee. Stellen Sie sich einen Liter für den Vormittag bereit, einen Liter für den Nachmittag und den Rest für den Abend – so behalten Sie den Überblick über Ihre Trinkmenge.

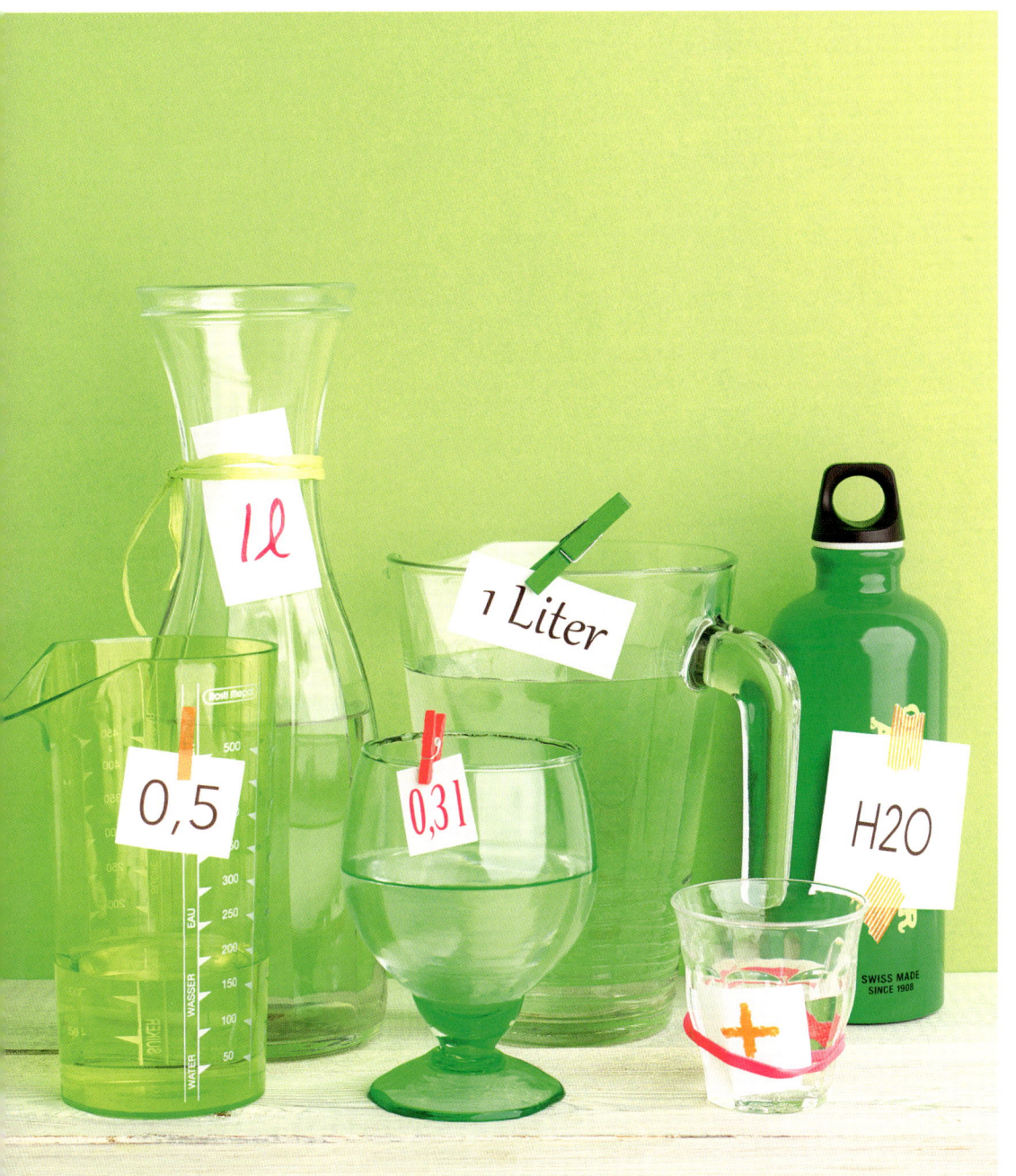

Starten Sie mit Obst in den Tag

Beginnen Sie das Frühstück am besten mit einem Glas heißem Wasser – das räumt den Darm auf. Noch besser: ein Ingwerwasser (Seite 15). Auch eine Tasse Kräutertee aus einheimischen Kräutern geht. Nein, Kaffee, Schwarztee, grüner Tee, weißer Tee, Früchtetee oder Getreidekaffee stehen während der gesamten Basenfastenwoche nicht zu Ihrer Verfügung. Danach gibt es ein basisches Müsli, wenn Sie das in der Vorbereitungswoche schon einmal probiert haben und Sie es so lecker finden wie ich, dann essen Sie das heute zum Frühstück. Essen Sie das jeden Morgen Ihrer Basenfastenwoche, wenn Sie wollen, und verwenden Sie jeden Morgen unterschiedliche Zutaten (Seite 27).

Sie können morgens auch nur einen Obstsalat oder einfach nur einen Apfel oder reifen Pfirsich essen, wenn Sie eher ein Morgenmuffel sind und so früh noch gar keinen Hunger haben. Oder Sie kaufen sich auf dem Weg zur Arbeit am Bahnhof oder im Supermarkt etwas vorgeschnittenes Obst, wenn Sie heute früh gar nichts mehr geschafft haben, oder nehmen das Obst (Apfel, Banane oder Orange) einfach von Zuhause mit. Gestalten Sie sich das Frühstück, wie Sie wollen, solange es nur aus reifem Obst, Nüssen und Samen besteht. Frisch zubereiteter Saft ist auch super.

Kauen Sie gründlich

Kauen Sie gut – wirklich gut. Und nehmen Sie sich das jedes Mal vor, wenn Sie etwas zu essen in der Hand haben. Wetten, Sie vergessen das gute Kauen sofort wieder, wie die meisten Menschen? Machen Sie daraus eine tägliche Übung; vor jeder Mahlzeit machen Sie sich das Kauen bewusst. Mit kleinen Tricks klappt es noch besser: Packen Sie sich den Teller nie voll – weniger ist mehr. Nehmen Sie nur kleine Bissen auf die Gabel und in den Mund. Schweigen Sie beim Essen. Besonders, wenn Sie zu Blähungen neigen, ist gutes Kauen hilfreich. Ihr Darm hat keine Zähne – also lassen Sie die Bissen so lange im Mund, bis sie zu Brei geworden sind. Hilft übrigens auch den Geschmackspapillen auf der Zunge, das Essen zu genießen und trägt dazu bei, dass Sie weniger essen – denn Sie sind schneller satt. Setzen Sie sich zum Ziel, in dieser Woche das gründliche Kauen zu einem automatischen Prozess werden zu lassen. Das Thema Blähungen dürfte damit vom Tisch sein.

Mogeln Sie sich um die Zwischenmahlzeit am Vormittag

Wenn Sie es irgendwie schaffen, ist es besser, auf den Pausensnack am Vormittag zu verzichten. Lassen Sie ihn weg, es sei denn, Sie sind völlig unterzuckert, was im Normalfall nur dann auftritt, wenn Sie erblich bedingt zur Unterzuckerung neigen (Hypoglykämie) oder wenn Sie Diabetiker sind. In dem Fall tragen Sie immer Ihre Ration Trockenobst, eine Banane oder einen Apfel mit sich herum, damit Sie jederzeit der Unterzuckerung entgegenwirken können.

Sind Ihr Problem die Heißhungerattacken oder haben Sie einfach Angst, Sie könnten durch Basenfasten nicht satt werden? Das ist gerade in den ersten Tagen völlig normal. Dann tragen Sie ebenfalls eine basische Notration – Trockenobst und Nüsse, einen Apfel, eine Karotte oder eine Banane – mit sich herum. Doch wenn eine Heißhungerattacke kommt, trinken Sie zunächst ein Glas Wasser oder eine Tasse Tee. Atmen Sie tief durch und warten Sie einige Minuten ab, bis der Anfall vorbei ist. Und dann? Sind Sie stolz, dass Sie Ihren Anfall gemeistert haben. Für Ihren Stoffwechsel und für Ihre Säure-Basen-Balance ist es allemal besser so.

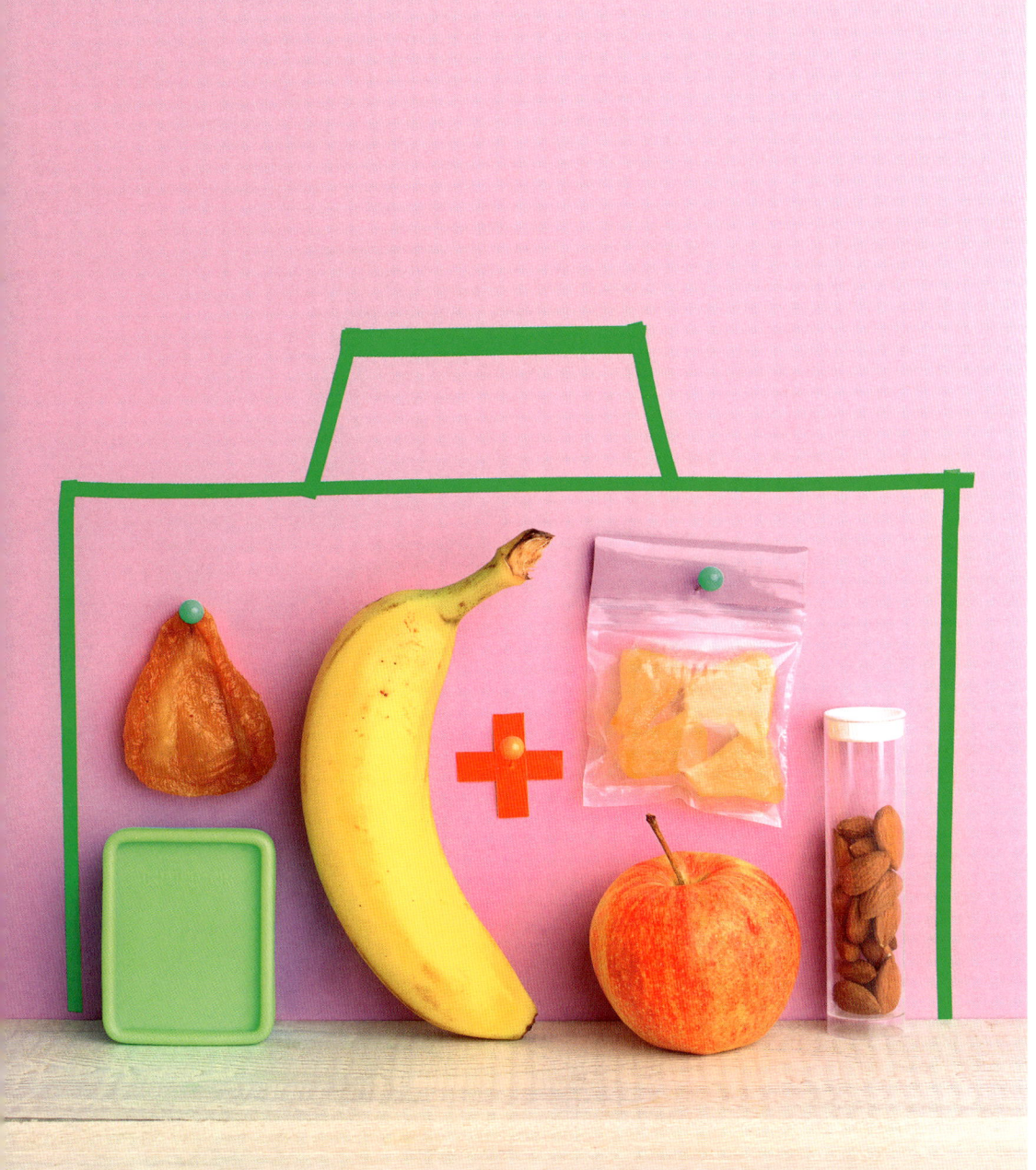

Freuen Sie sich auf einen fantastischen Salat jeden Mittag

Gut gekaut kann die knackige Rohkost kommen – in Form des Salates am Mittag. Bereiten Sie sich einen bunten Salat zu, wie Sie ihn noch in keinem Restaurant bekommen haben: Mit verschiedenen Blattsalaten, mit Karottenraspel, mit frischen Steinchampignons, mit gehackten Mandeln und was die Saison sonst noch so bietet. Zu jedem Salat gehören auch unbedingt Keimlinge, entweder selbst gezogen (Seite 25) oder frisch aus dem Bioladen.

Tipp

Ist gerade Hochsommer? Dann mischen Sie eine Handvoll reife Kirschtomaten, eine Handvoll Oliven und einige Blätter Rucola unter den Salat. Oder Paprika und Gurken? Ihrer basischen Fantasie sind fast keine Grenzen gesetzt.

Romanasalat mit Steinchampignons

▶ Für 2 Personen
🕑 10 Min.

1 Romanasalat · 1 große Karotte oder violette Urkarotte · 1 kleine Zwiebel · 1 Handvoll Steinchampignons · 1 Handvoll Sonnenblumenkeimlinge

- Salat waschen und bei Bedarf zerkleinern. Karotte unter fließendem Wasser mit der Gemüsebürste säubern und raspeln. Zwiebel fein würfeln.
- Die Steinchampignons mit Küchenkrepp säubern (nicht waschen) und in dünne Streifen schneiden.
- Die Keimlinge waschen, abtropfen lassen und über den Salat geben.
- Das Kressedressing (Seite 43) daruntermischen und genießen.

Basisches Salatdressing kommt ohne Essig, Mayo oder Sahne aus

Bevor Sie sich an Ihren basischen Mittagssalat machen, beschäftigen Sie sich erst einmal mit dem Dressing. Ihr basisches Dressing enthält nur ein Öl Ihrer Wahl, Sesamsalz, frisch gemahlenen weißen oder schwarzen Pfeffer und etwas frisch ausgepressten Zitronensaft. Toppen Sie dieses Dressing mit einer kleinen Auswahl an frisch gehackten Kräutern. Ihr basischer Salat am Mittag kann auch einfach nur etwas Olivenöl oder ein anderes Öl nach Ihrem Geschmack enthalten mit etwas Meersalz und Pfeffer gewürzt. Diese Woche lassen Sie die Finger von Essig, Aceto balsamico, Senf, Sahne, Mayonnaisen oder gar den schrecklichen Salatfertigsoßen. Am besten gewöhnen Sie sich die Mayonnaisen und Fertigsoßen ganz ab. Achten Sie dafür auf Ölvielfalt – gerade bei den Olivenölen lohnt es sich, geschmacklich zu experimentieren.

Kressedressing

▶ **Für 2 Personen**
⏱ **10 Min.**

4 EL Olivenöl · 1 Schale Kresse · einige Stängel Schnittlauch · 1 Schalotte · ½ Zitrone · 1 EL Sesamsalz · etwas Pfeffer

▬ Schnittlauch in kleine Röllchen und Schalotte in Würfelchen schneiden.
▬ Olivenöl mit frisch gepresstem Zitronensaft, Sesamsalz und Pfeffer verrühren – am besten mit einem Milchaufschäumer, so wird das Dressing gut gebunden.
▬ Kräuter und Schalotte dazugeben und abschmecken.

Tipp

Wenn Ihnen das Dressing zu sauer ist, verwenden Sie einfach nur einige Spritzer Zitronensaft plus 2 EL frisch gepressten Orangen-, Apfel- oder Karottensaft.

Essen Sie nach 14 Uhr keine Rohkost mehr

Genießen Sie Ihren knackigen Salat bis 14 Uhr – zum Mittagessen. Denn: Mit oder ohne Blähungen – Rohkost ist nach 14 Uhr tabu. Feilschen Sie hier nicht rum. – Ihr Stoffwechsel tut sich in der zweiten Tageshälfte schwer, mit Rohkost klarzukommen. Egal, ob Sie das merken oder nicht. Die wenigsten Menschen beobachten Ihren Körper so gut, dass Sie genau wissen, wovon Sie am Ende Ihre Blähungen und gegebenenfalls Ihre Verdauungsprobleme haben.

Was genau ist Rohkost? Eine oft gestellte Frage. Mit Rohkost ist alles Obst gemeint, auch Säfte und Smoothies aus Obst, alles Gemüse, auch Säfte und Smoothies aus Gemüse. Wenige Ausnahmen, die auch abends gut verträglich sind – aufgrund Ihres hohen Fettgehalts, sind Avocados und Oliven. Daher finden Sie in meinen Rezepten abends immer mal Oliven oder Avocado.

Mit Trockenobst ist das so eine Sache. Eigentlich ist es Rohkost – aufgrund des reduzierten Wassergehalts abends aber verträglicher als eine frische Frucht. Jedoch aufgrund des hohen Zuckergehaltes (Vorsicht Kalorienfalle!) nicht immer gut verdaulich: Blähungsgefahr. Verzichten Sie auf Trockenobst am Nachmittag und Abend, wenn Sie einen empfindlichen Darm haben und zu Blähungen neigen. Verzichten Sie auf Obst und auf Rohkostsalate am Nachmittag und am Abend – auch dann, wenn Sie davon bisher noch nie Blähungen oder Verdauungsstörungen hatten. Wenigstens für diese Basenfastenwoche.

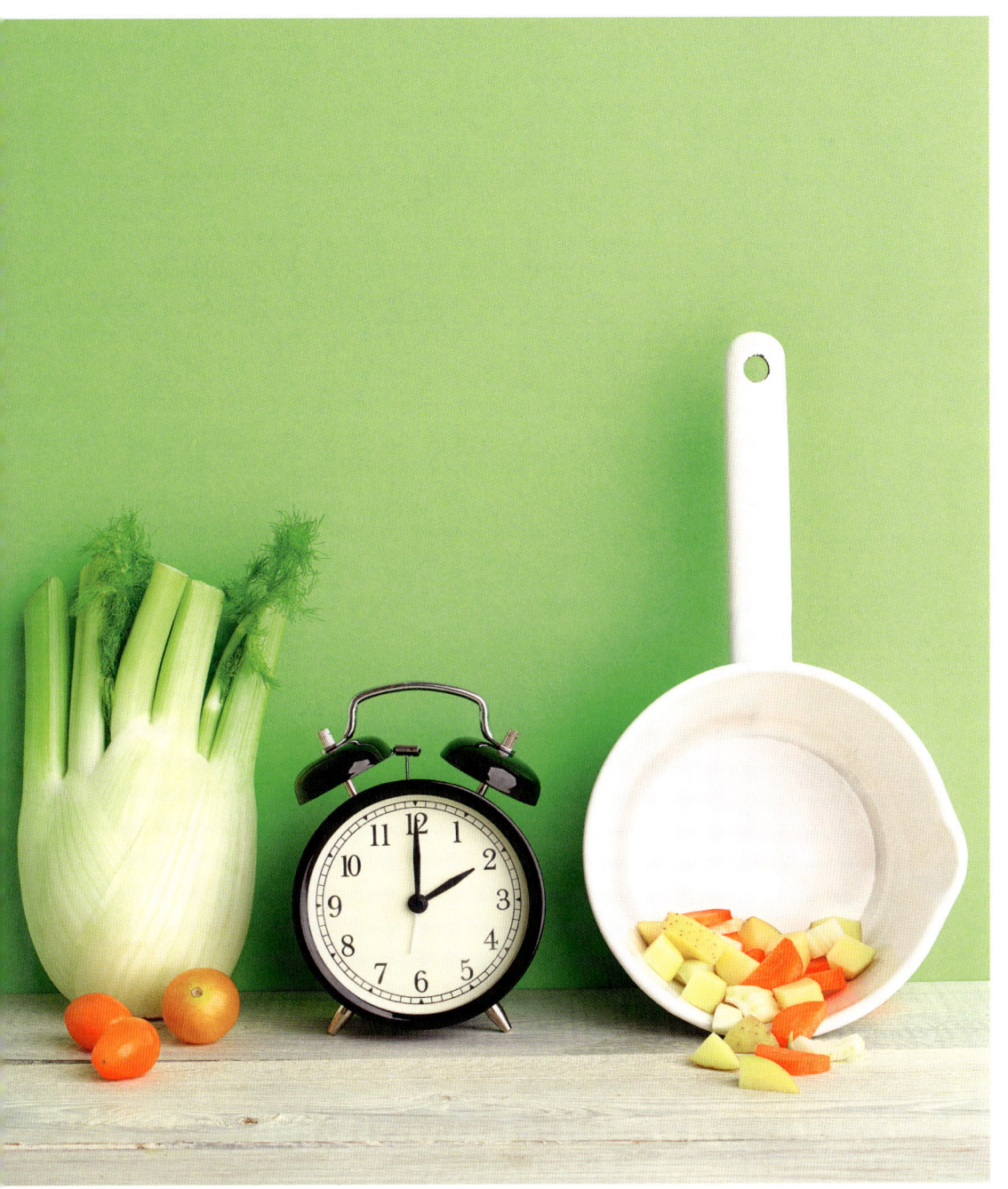

Verzichten Sie auf einen Snack am Nachmittag

Ist es erst Nachmittag und Sie empfinden schon wieder Hunger? Erinnern Sie sich, was ich über die Zwischenmahlzeiten (Seite 40) geschrieben habe. Ist es Hunger oder sind es nur Gelüste oder haben Sie in Ihrem Kopf immer noch das Denkmuster: »Ich faste, also muss ich Hunger haben.« Machen Sie noch einmal die Wasserfallübung – vielleicht lässt sich Ihr festgefahrenes Denkmuster jetzt über Bord werfen. Und nicht nachgeben.

Trinken Sie ein Glas Wasser oder eine Tasse Tee, auch eine Tasse Gemüsebrühe beruhigt den Magen und warten Sie ab – eine Viertel- bis Halbestunde. Immer noch Hungergefühle? Keine Sorge, Sie müssen jetzt nicht zum Basenfastenmärtyrer werden – dann knabbern Sie doch was! Ein paar Mandeln, Macadamianüsse, Walnüsse, Pistazien oder eine Handvoll Oliven – ungefärbte, versteht sich. Und portionieren Sie sich Ihre Snacks – sie werden sonst schnell zur Futterfalle. Stellen Sie bloß keine ganze Tüte vor sich – das ist supergefährlich, vor allem, wenn sie so »nebenbei« knabbern. Nehmen Sie ganz bewusst einige Nüsse in den Mund und sagen Sie sich: »Das ist jetzt meine basische Zwischenmahlzeit.«

Mit Trockenobst sind Sie am Nachmittag lieber vorsichtig. Die hohe Zuckerkonzentration kann doch leicht zu Blähungen führen, wenn Sie die Essmengen nicht ganz im Griff haben. Aber Sie kennen sich selbst am besten und wissen, wie gut Sie sich unter Kontrolle haben. Und auch, wenn Sie knabbern: Noch mal trinken, trinken, trinken.

Vergessen Sie den Sport nicht: jeden Tag mindestens eine halbe Stunde!

Die Basenfastenwoche wird dann zu einer erfolgreichen Zeit für Sie, wenn Sie sich wirklich jeden Tag bewegen. In der Vorbereitungswoche haben Sie bereits damit begonnen oder sich zumindest schon ein Programm dafür ausgedacht? – Ich hoffe es doch! Und wie sieht es aus? Sie müssen sich nicht extra im Sportstudio anmelden, es reicht, wenn Sie jeden Tag eine halbe Stunde durch den Stadtpark laufen oder in einen nahegelegenen Wald gehen. Wichtig ist, dass Sie es jeden Tag machen. Bauen Sie Ihr Bewegungsprogramm als tägliches Ritual ein, damit Sie es nicht vergessen. Am Vormittag oder am Abend nach der Arbeit – ganz egal – aber täglich. Je besser Sie es in Ihren normalen Tagesablauf einplanen, umso wahrscheinlicher ist es, dass Sie Ihr tägliches Bewegungspensum auch nach der Basenfastenwoche beibehalten. Denn die langfristige Umstellung der Ernährungs- und Lebensweise ist das eigentliche Ziel des Basenfastens – so hat jeglicher Jo-Jo-Effekt keine Chance.

Genießen Sie abends nur eine leichte Gemüsemahlzeit

Jede Wette, Sie haben bis jetzt nicht wirklich an Hunger gelitten? An Gelüsten, okay, das ist ganz normal. Hier ist ein wenig Disziplin gefragt. Geben Sie nicht schon den ersten Gelüsten nach – trinken Sie erst mal eine Tasse Kräutertee oder ein Glas Wasser. Und ehe Sie es versehen, steht schon wieder das Abendessen vor der Tür – idealerweise vor 18 Uhr! Horchen Sie in sich hinein, wie groß Ihr Hunger gerade ist. Machen Sie sich »nur« eine Gemüsesuppe, wenn er nicht zu groß ist. Essen sie nur einen Teller davon, wenn das Abnehmen Ihre Hauptmotivation für diese Woche ist. Essen Sie zwei Teller, wenn Sie auf keinen Fall abnehmen wollen – ja, das gibt es auch.

Karottensuppe mit frischen Kräutern

▶ **Für 2 Personen**
🕐 **40 Min.**

6 große Karotten · 1 große Kartoffel · 2 EL Sonnenblumenöl · 1 Zwiebel · 1 l Gemüsebrühe · 1 EL Sesamsalz · etwas schwarzer Pfeffer · 2 TL frische Kräuter der Saison (z. B. Schnittlauch, Bibernelle und Petersilie)

- Karotten unter fließendem Wasser mit der Gemüsebürste waschen und in grobe Stücke schneiden.
- Kartoffel waschen, schälen und in grobe Stücke schneiden. Kräuter waschen und klein hacken.
- Gehackte Zwiebel im leicht erhitzten Öl glasig dünsten. Gewürze, zwei Drittel der Kräuter, das Gemüse und zwei Drittel der Gemüsebrühe dazugeben und ca. 15 Minuten zugedeckt garen lassen.
- Pürieren und noch etwas Gemüsebrühe dazugeben, falls die Suppe noch zu dickflüssig ist. Restliche Kräuter über die fertige Suppe geben.

Gestalten Sie Ihren Abend ruhig und erholsam

Nach so einem leichten Abendessen fällt der Schlaf noch leichter als sonst. Wenn es irgendwie in Ihr Leben passt, gehen Sie vor Mitternacht ins Bett. Es trägt wirklich zum Entsäuern bei, wenn Sie Ihre Nachtruhe einhalten, damit Ihr Stoffwechsel umso aktiver werden kann. Gehen Sie auch dann früh zu Bett, wenn Sie an Schlafstörungen leiden. Viele Schlafstörungen sind hausgemacht – bedingt durch zu spätes und zu üppiges Essen. Das mag keine Leber – Ihre auch nicht.

Wenn es in den ersten Tagen Basenfasten mit dem Schlafen noch nicht so recht klappen will, dann arbeiten Sie mit Tricks: Trinken Sie einen Tee, der beruhigende Inhaltsstoffe enthält: Lavendel, Melisse, Hafer, Passionsblume. Schalten Sie Ihre Stressorgane rechtzeitig runter – das heißt, beschäftigen Sie sich nach dem Abendessen nicht mehr mit Arbeiten oder Gedanken, die Sie erfahrungsgemäß zu lange beschäftigen oder gar aufregen. Schauen Sie sich auch im Fernsehen keine Sendungen über unerfreuliche Themen an, die Sie aufregen könnten. Lieber eine ungeistige Soap oder hören Sie schöne Musik. Auch ein Buch, das den Geist zur Ruhe bringt – warum nicht über Yoga oder über Meditation – wirkt entstressend. Oder ein schöner, romantischer Roman, was immer Sie erfahrungsgemäß zur Ruhe bringt. Wenn der Tag zu aufregend war, dann schreiben Sie doch Ihre Gedanken einfach in ein Tagebuch – ich nenne das immer »mein Gehirn ausleeren« – das tut sehr gut.

Verzichten Sie auf Rohkost, wenn Sie keine vertragen!

Lassen Sie die Finger weg von Rohkost, wenn Sie wissen, dass Sie keine vertragen. Sie müssen keine Rohkost beim Basenfasten verzehren. Stressen Sie sich nicht damit, wenn Sie zu den vielen verdauungsempfindlichen Menschen gehören. Legen Sie den Basenfastenschongang ein. Ob Sie Rohkost vertragen oder nicht, wissen Sie selbst am besten. Und was machen Sie als Alternative? Essen Sie morgens ein Müsli mit frisch gedämpftem Obst, Nüssen und Erdmandelflocken oder machen Sie sich einen Bratapfel, eine Bratquitte oder eine Bratbirne (Seite 64) – je nach Saison. Wenn Sie an Fructoseintoleranz leiden, bereiten Sie sich das Müsli aus den Obstsorten zu, die Sie gut vertragen oder weichen Sie auf eine Gemüsebrühe oder auf eine Misosuppe aus. Abends essen Sie ohnehin keine Rohkost mehr und mittags machen Sie einen Salat aus gekochtem Gemüse (Seite 51).

Basisches Müsli mit gedämpftem Obst

▶ **Für 2 Personen**
🕐 **15 Min.**

1 Apfel (oder 1 Birne, einige Pflaumen oder Mirabellen) · 2 EL Erdmandelflocken · einige Mandel- oder Pistazienstückchen · 1 EL Kokosflocken

- Obstsorten waschen und falls nötig schälen, kleinschneiden und mit etwas Wasser wenige Minuten kochen, bis sie weich, aber nicht matschig sind. Etwas abkühlen lassen.
- Mit Erdmandelflocken, Mandel- oder Pistazienstückchen und Kokosflocken vermischen.

Tipp

Geben Sie als Variante auch mal Sonnenblumenkerne, Zedernkerne, Macadamianüsse, Walnüsse oder Mandelmus dazu.

Auch der Mittagssalat muss nicht roh sein – hören Sie auf Ihren Bauch!

Wer sagt denn, dass Salat immer aus Rohkost bestehen muss? Es kann ja sein, dass Sie Rohkost nicht gut vertragen oder es Ihnen heute einfach zu kalt ist, einen Rohkostsalat zu essen. Bereiten Sie sich doch einen Salat aus gekochtem Gemüse zu. Beispielsweise aus Brokkoli, aus Zucchini, aus Kartoffeln, aus Paprika, aus Pastinaken. Sicher erfährt das gekochte Gemüse einen Nährstoffverlust – aber was wollen Sie tun? Die Rohkost nicht richtig verdauen und an Blähungen leiden oder einen Salat aus gekochtem Gemüse essen und sich wohlfühlen?

Kartoffel-Brokkoli-Salat mit Oliven

▶ **Für 2 Personen**
🕐 **45–50 Min.**

5 mittelgroße fest kochende Kartoffeln · 300 g Brokkoli · 1 Karotte · 1 Prise Muskat · etwas weißer Pfeffer · etwas Sesamsalz · 1 Handvoll frisches Basilikum · 1 Handvoll schwarze, ungefärbte Oliven · 4 EL Olivenöl · ½ Zitrone

- Kartoffeln mit der Schale im Gemüsedämpfer garen. Die abgekühlten Kartoffeln schälen und in Scheiben schneiden.
- Karotte mit der Gemüsebürste unter fließendem Wasser säubern und in kleine Scheiben schneiden.
- Brokkoli putzen, waschen und in kleine Röschen teilen. Mit den Karotten wenige Minuten im Gemüsedämpfer bissfest garen.
- Aus dem Olivenöl, dem frisch gepressten Zitronensaft, den Gewürzen und dem klein gezupften Basilikum eine Salatsoße anrühren.
- Gemüse in eine Schüssel geben und das Dressing vorsichtig unterheben. Oliven darüber verteilen.

51

Essen Sie Kartoffeln, wenn Sie wenig Zeit haben

Retten Sie sich vor allem abends mit Kartoffelgerichten ins Basische. Ja richtig, es sind Kohlenhydrate – die sind doch abends gar nicht so günstig? Stimmt. Aber interessanterweise belasten Kartoffeln, wenn sie nur zusammen mit Gemüse – also mit Basenbildnern – gegessen werden, weniger den Stoffwechsel, als wenn sie mit Fisch, Fleisch oder Käse – also mit säurebildendem Eiweiß gegessen werden. Wenn Sie schon wissen, dass Sie abends immer ein wenig in Zeitnot geraten und in der Regel mit einem Bärenhunger nach Hause kommen, kochen Sie sich am besten schon am Vorabend einen Topf mit Kartoffeln in der Schale ab – idealerweise im Gemüsedämpfer, so bleiben die meisten Vitalstoffe erhalten. Nehmen Sie davon pro Person je nach Größe 3–5 Stück, schälen Sie die Kartoffeln und braten sie in etwas Sesamöl an. Würzen Sie die Kartoffeln mit etwas Muskat, schwarzem Pfeffer und Sesamsalz – und fertig ist das schnelle Abendessen. Wenn Sie etwas mehr Zeit haben, machen Sie daraus eine Kartoffel-Lauch-Pfanne.

Kartoffel-Lauch-Pfanne

▶ **Für 2 Personen**
🕑 **25 Min.**

3 mittelgroße gekochte Kartoffeln ·
1 große Stange Lauch · 2 EL Olivenöl ·
1 EL Sesamsalz · etwas Muskat · etwas
weißer Pfeffer

- Kartoffeln schälen und in Scheiben schneiden.
- Lauch waschen, putzen, in dünne Scheiben schneiden und im Olivenöl mit den Gewürzen andünsten.
- Mit etwas Wasser ablöschen. Nach wenigen Minuten die Kartoffelscheiben dazugeben – fertig.

Tipp

Auch frische Kräuter machen sich gut dabei.

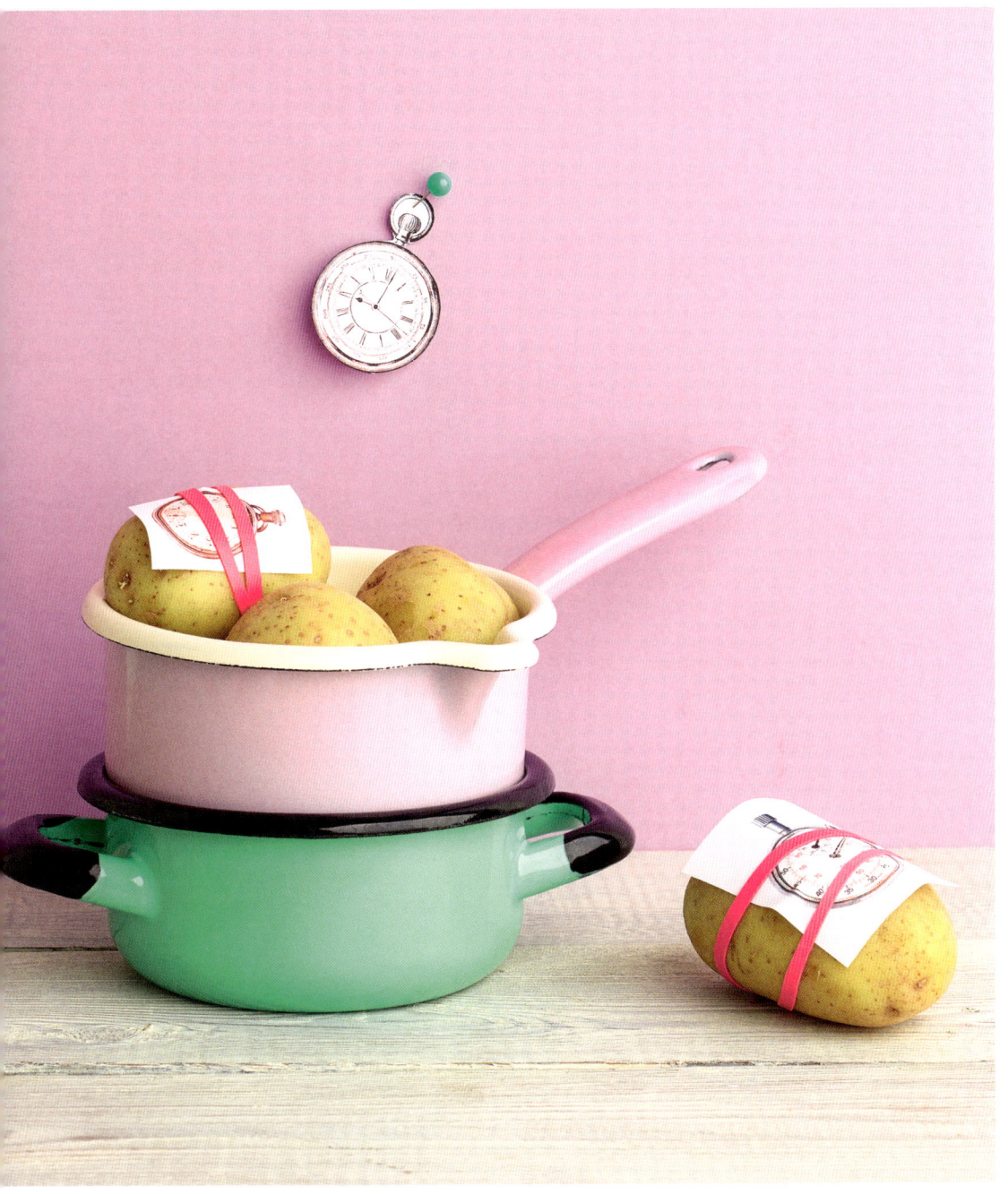

Belohnen Sie sich, z. B. mit einer Massage

Gerade wenn Ihnen die ersten Tage schwerfallen, Ihnen der Kaffee oder die Süßigkeiten fehlen, Sie sich vergrätzt fühlen oder Ihre Motivation bröckelt, gönnen Sie sich etwas Schönes, Entspannendes, Wohltuendes. Ich persönlich liebe ayurvedische Massagen und Aromaölmassagen, die tun nicht nur unendlich gut, sondern fördern auch die Entgiftung. Vergnügen Sie sich nach Feierabend oder einen Nachmittag in einer Wellnessoase, einem Thermalbad oder Hammam. Machen Sie etwas, um sich für Ihren Entschluss und Durchhaltewillen zu belohnen. Schaffen Sie sich eine Zeitinsel für Ihre Entspannung.

Wenn Sie am Samstag mit der Basenfastenwoche begonnen haben, könnten Sie sich am Sonntagnachmittag Ihre beste Freundin schnappen und zum nächsten Thermalbad fahren. Lassen Sie sich nach dem Baden mit einer Massage verwöhnen. Surfen Sie nach Angeboten in Ihrer Nähe und rufen Sie vorher an, um einen Termin zu buchen. Das klappt oft auch kurzfristig. Wenn Sie Verspannungen oder Rücken- und Nackenschmerzen haben, lassen Sie sich einen Termin bei einem Physiotherapeuten geben. Bei sehr hartnäckigen Verspannungen ist das Schröpfen auch hilfreich. Eine Fußreflexzonenmassage oder eine Lymphdrainage unterstützen den Entgiftungsprozess beim Basenfasten.

Tag 3: Zum Frühstück darf's auch mal ein Smoothie sein

Wenn Ihnen danach ist, machen Sie sich – z.B. am dritten Tag der Basenfastenwoche – einen Smoothie zum Frühstück. Kaufen Sie keinen fertigen aus dem Supermarkt (nur im allergrößten Basennotfall), sondern machen Sie ihn selbst. Aber bedenken Sie: Sowohl der Smoothie als auch der frisch gepresste Saft ist eine Zuckerbombe, und Sie könnten trotzdem das Gefühl haben, Sie werden nicht richtig satt davon, weil Sie nichts zu beißen haben – ist also tricky. Dabei benötigen Sie viel mehr Obst und Gemüse für einen Smoothie oder für einen Saft als für ein Müsli. Obstkauen strengt eben an und macht satt. Im Sommer darf ein Smoothie nur aus Beeren bestehen: Himbeeren, Brombeeren, Heidelbeeren, Erdbeeren, Stachelbeeren oder Kirschen. Anstelle der Pfefferminze können Sie auch Zitronenmelisse verwenden. Im Winter verwenden Sie anstelle der Beeren Kiwi oder Mango.

Bananen-Himbeer-Minzetraum

▶ **Für 2 Personen**
🕐 **10 Min.**
2 reife Bananen · 1 Schale Himbeeren ·
1 Handvoll Pfefferminzblätter ·
1 TL Kokosflocken

- Himbeeren und Pfefferminzblätter waschen und abtropfen lassen.
- Geschälten Bananen, Himbeeren und Minzeblätter im Mixer pürieren.
- Den Smoothie mit Kokosflocken bestreuen und genießen.

Regen Sie sich nicht über Ihren sauren Urin auf!

Kontrollieren Sie Ihren Urin-pH-Wert, um zu sehen, wie Ihr Stoffwechsel auf die Basenfastenwoche reagiert, wenn Sie wollen. Kaufen Sie dazu einen Teststreifenblock in der Apotheke, und halten Sie mehrmals täglich einen Teststreifen unter Ihren Urinstrahl: gleich nach dem Aufstehen, nach dem Frühstück, vor dem Mittagessen, am Nachmittag, vor dem Abendessen und vor dem Zubettgehen. Die meisten Teststreifen haben eine gelborangene Farbe und verfärben sich ins Blaugrüne, wenn der Urin basisch wird – sie bleiben unverändert, wenn der Urin sauer ist.

Der Morgenurin ist immer sauer. Denn nachts arbeitet Ihr Stoffwechsel auf Hochtouren und alles, was er nicht mehr benötigt, sind chemisch gesehen Säuren und diese landen am nächsten Morgen im Urin. Es ist also gut und richtig, dass der Morgenurin sauer ist; er kann sogar in den ersten Basenfastentagen noch saurer als sonst sein, denn Sie entsäuern ja, scheiden also Säuren aus.

Nach den jeweiligen Mahlzeiten steigt der pH-Wert für 2–3 Stunden an (wird also basischer) und sinkt dann wieder ab. Wenn Sie sich entscheiden, die Urinwerte zu messen, dann messen Sie mehrmals täglich oder lassen es sein! Laden Sie sich dazu bequem auf meiner Website www.basenfasten.de ein Formular unter der Rubrik »Säure-Basen-Test« runter und sehen Sie auch gleich, wie der ideale pH-Werte-Verlauf innerhalb eines Tages sein sollte. Und keine Panik, wenn Ihrer nicht genauso ist – Schwankungen sind normal.

Bereiten Sie sich auch auswärts einen Mittags-salat zu

Arbeiten Sie in dieser Woche und schaffen Sie es nicht jeden Tag, sich einen knacki-gen Salat vorzubereiten und mit ins Büro zu nehmen? Dann schauen Sie doch mal in Ihre Kantine. Ich bin sicher, der ein oder andere basische Anteil findet sich an jedem Büffet. Vor allem bei den Salaten: Salatblätter, Karotten, Tomaten, Gurken, Schnitt-lauch oder Petersilie, Sonnenblumenkerne, Oliven oder gar einige Keimlinge? Zur Not machen Sie einen Patchworksalat: Nehmen Sie sich einige Lieblingszutaten von zuhause mit wie Walnüsse, Keimlinge oder Oliven und mischen Sie diese mit den Normalozutaten des Kantinensalates.

Selbst wenn Sie heute irgendwo ein Meeting in einem Hotel haben oder in der Stadt unterwegs sind, finden Sie was Basisches zu Mittag. Okay – das angebotene Dressing ist sicher nicht basisch. Aber lassen Sie sich doch eine halbe Zitrone geben, nehmen Sie dazu das Öl, Pfeffer und Salz vom Büffet und machen Sie sich Ihren Salat selbst an. Das habe ich schon im italienischen Restaurant gemacht, und es funktioniert hervorragend. Klar haben Sie zuhause eine bessere Qualität der Lebensmittel, vor al-lem dann, wenn Sie normalerweise im Bioladen einkaufen. Aber so ein Kompromiss ist besser als ein Käsebrötchen mittags.

Essen Sie nur im Sommer Tomaten – rot und reif

Auch wenn Sie hin und wieder etwas Widersprüchliches zu Tomaten in Bezug auf Ihre Basen- oder Säurewirkung lesen: Essen Sie Tomaten beim Basenfasten im Sommer oder Herbst, solange sie reif sind. Verwenden Sie keine grünen oder hellroten Tomaten – die haben viel zu wenig Basen. Und mal ganz ehrlich: Eine unreife Tomate lockt doch niemanden hinterm Ofen vor?

Das gilt übrigens für alle Obst- und Gemüsesorten – sie müssen einfach ausgereift sein, dann haben sie Aroma und Basen intus. Essen Sie Tomaten möglichst roh – also mittags zum Salat. Als Zutat eines Gemüsegerichts am Abend geben Sie die Tomaten immer erst in den letzten Minuten dazu. Auf diese Weise werden sie einfach nur erhitzt und nicht richtig gekocht und bleiben so gerade noch basisch.

Lassen Sie im tiefen Winter – also auch in der eigentlichen Fastenzeit im Februar die Finger von Tomaten. Tomaten wirken kühlend auf den Organismus – das weiß man aus der chinesischen Medizin und das sollten Sie im ausklingenden Winter vermeiden. Es macht Ihre Gesundheit instabiler, wenn Sie die jahreszeitlich falschen Lebensmittel essen – Erkältungskrankheiten können sich so besser bei Ihnen einnisten. Essen Sie stattdessen im Winter Wurzelgemüse wie Karotten, Petersilienwurzel, Rettich und Sellerie.

Hören Sie mit dem Essen auf, wenn es am schönsten ist

Viele Menschen essen weit mehr, als sie brauchen, und haben kaum noch ein Gefühl dafür, wann sie eigentlich schon satt sind. Prinzipiell dürfen Sie beim Basenfasten so viel essen, wie Sie wollen. Sie dürfen und sollen also satt werden und keinesfalls hungern! Allerdings braucht es Zeit, bis sich das Sättigungsgefühl einstellt. Mein Rat lautet daher: Essen Sie kleine Mengen, kauen Sie langsam und gründlich und warten Sie, bis sich dieses wohlige Gefühl einstellt, bei dem Sie sich genüsslich nach hinten lehnen und sich sagen: »So lecker, da könnte ich glatt noch einen Teller davon essen!« Stopp, denn genau hier ist Ihre Wohlfühlessmenge.

Wenn Sie jetzt noch einen weiteren Teller voll essen, dann fühlen Sie sich richtig satt – um nicht zu sagen voll, aber nicht mehr wirklich wohl. Es ist gut möglich, dass Ihre Wohlfühlessmenge in den ersten Tagen noch etwas höher ist – weil Sie noch nicht so genau die Antennen dafür haben. Beobachten Sie die Veränderungen in der Woche genau. Es wird Ihr Essverhalten auch in Zukunft zu Ihren Gunsten und zugunsten Ihrer Gesundheit und Ihres Gewichts verändern.

Haben Sie Lust auf einen italienischen Abend?

Nein, nein, packen Sie jetzt nicht Ihren guten Barolo aus und stöbern Sie nach Pastaresten im Haus! Ihr italienischer Abend wird heute 100%ig basisch: Es gibt eine Antipasti-Platte mit Zucchini, Aubergine, getrockneten Tomaten und Oliven. Auch wenn die Antipasti eigentlich die Vorspeise sind, kommt danach nichts mehr, weder Pizza noch Pasta. Genauso wie hier beschrieben können Sie auch Paprika-Antipasti mit Oliven machen oder Spinat mit Paprika – die italienischen Vorspeisenteller sind oft sehr vielfältig basenreich.

Tipp

Stellen Sie gleich die doppelte Menge davon her – das schmeckt Ihnen auch morgen Abend noch.

Italienische Antipasti

▶ Für 2 Personen
🕐 30 Min.

2 kleine Zucchini · 1 kleine Aubergine · 1 Glas getrocknete Tomaten · 1 Handvoll schwarze, ungefärbte Oliven · einige EL Olivenöl · etwas mediterrane Kräuter · etwas Meersalz · etwas schwarzer Pfeffer

- Zucchini und Aubergine waschen, abtrocknen und in Scheiben schneiden. Um das Wasser zu entziehen, Auberginenscheiben leicht salzen, später Salzreste abwischen.
- Zucchini in Olivenöl braten und mit etwas Salz, Pfeffer und Kräutern würzen. Klein geschnittene getrocknete Tomaten und Oliven untermischen.
- Auberginen in Olivenöl braten und später das überschüssige Öl abtupfen, mit Salz, Pfeffer und Kräutern würzen und alles auf eine Platte geben.

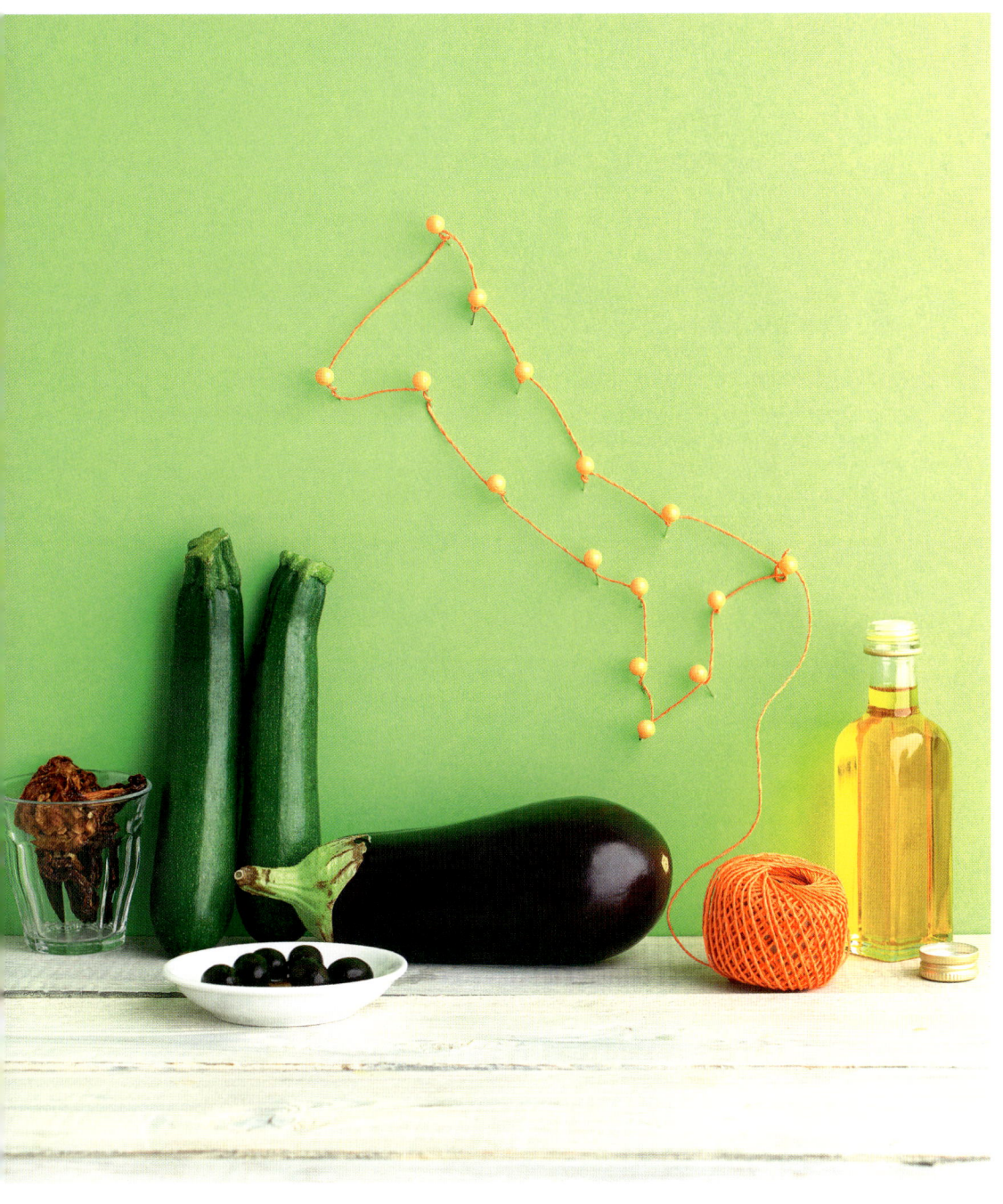

Essen Sie trotzdem nicht so spät wie ein Italiener

So verlockend die italienische Ess- und Lebensweise ist, spätes Essen wie in Bella Italia geht gar nicht beim Basenfasten! Egal, wie groß Ihr Programm nach Feierabend ist, schieben Sie das Abendessen nicht bis zuletzt hinaus. Klar, das ist verständlich, weil das Essen in der Regel nach Erledigung der Arbeiten erfolgt und als entspannender Abschluss dient. Essen Sie trotzdem erst zu Abend und gehen Sie danach noch auf einen Abendspaziergang oder ins Fitnessstudio raus. Sie wissen ja, Ihre Leber mag das späte und üppige Essen nicht. Fangen Sie während der Basenfastenwoche gleich damit an, Ihre Feierabendrituale dahingehend zu verändern, dass Sie Ihre Abendessenzeit nach vorne verlegen und andere Aktivitäten nach hinten; und behalten Sie das am besten gleich auch für die Zeit nach dem Basenfasten bei. Und jetzt kommen Sie nicht schon wieder mit Ihrem »Ja-aber-bei-mir-geht-das-nicht«. Sie haben ja keine Ahnung, wie veränderungsfähig Menschen sein können, wenn sie nur wollen. Also wollen sie mal und werfen Sie Ihre Abendrituale über den Haufen.

Am dritten Abend ist wieder eine Darmreinigung dran

Keine Ausrede, das wird heute und an Ihrem letzten Basenfastentag noch mal gemacht! Vergessen Sie Argumente wie: »Mein Darm funktioniert doch gut«, »Ich esse doch ganz normal, da muss ich doch nicht extra entleeren.« Doch, Sie müssen, und Ihr Stoffwechsel wird es Ihnen danken. Vor allem, wenn Sie das ein oder andere Wehwehchen plagt und Sie diese Woche mit Ihrem Gewicht ordentlich runter wollen, gibt es hier gar kein Pardon. Augen zu und durch: Machen Sie heute Abend eine Darmreinigung mit Ihrem Irrigator – in einer halben Stunde ist das erledigt, und schon können Ihr Darm und Ihr Stoffwechsel erneut aufatmen.

Wenn Sie mit Ihrem ersten Einlauf gar nicht zurechtgekommen sind, dann erkundigen Sie sich nach Colon-Hydro-Therapie (Darmspülungstherapie) in Ihrer Stadt. Das ist die angenehme und komfortable Reinigung des Dickdarms mithilfe eines speziellen Gerätes – durchgeführt von Ärzten und Heilpraktikern (www.bcht.de), die man während der Basenfastenwoche am besten dreimal durchführen lässt. Besonders angenehm ist dabei die Bauchmassage, die dazugehört. Klar können Sie auch das gute alte Glaubersalz verwenden, wenn Sie einen robusten und wirklich unempfindlichen Darm haben – sonst bitte lieber mit Wasser spülen.

Frühstück für Nichtrohköstler

Beginnen Sie den Morgen mit einer Tasse heißem Ingwertee oder mit einer Tasse heißem Wasser, wenn Sie Ingwer nicht mögen. Essen Sie morgens – zum Beispiel am vierten Tag – mal einen leckeren gefüllten Bratapfel. Das bietet sich vor allem im Herbst und Winter als Alternative zu rohem, kaltem Obst zum Frühstück an oder ist eine Abwechslung, wenn Sie Obstrohkost nicht vertragen und sich die Früchte morgens sonst immer dämpfen.

Gefüllte Bratäpfel

▶ **Für 2 Personen**
🕐 **20 Min.**

2 große Äpfel · 2 EL Rosinen · 4 EL Mandelmus · 2 EL gehackte Pistazien oder Mandeln · etwas Zimt und Kardamom

- Mandelmus, Rosinen, Nüsse und Gewürze verrühren.
- Die Äpfel waschen, das Kerngehäuse ausstechen und mit der Nussmischung füllen.
- Äpfel in einer feuerfesten Form (in der sich am Boden etwas Wasser befindet) bei 180° C so lange im Backofen lassen, bis die Schale leicht braun wird.

Essen Sie jeden Tag einen anderen Salat

Erkennen Sie die unzähligen Möglichkeiten, wie Sie diese Woche Ihre Salate gestalten können. Okay, im Winter sind Sie etwas eingeschränkter als im Sommer und im Herbst; aber jede Wette, Sie haben auch im Herbst noch nicht alle Kombinationen probiert? Etwa ein Feldsalat mit Rote Bete und Macadamianüssen.

Tipp

Lecker schmeckt dieser Salat auch, wenn Sie einen halben Apfel dazu reiben. Sie können statt Macadamianüsse auch Mandeln, Pistazien oder Walnüsse verwenden.

Feldsalat mit Rote Bete

▶ **Für 2 Personen**
🕐 **20 Min.**

3 Handvoll Feldsalat · 1 kleine Rote Bete · ½ Handvoll Macadamianüsse · 2 EL Keimlinge

- Rote Bete waschen, schälen und raspeln. Feldsalat putzen, waschen und abtropfen lassen.
- Keimlinge waschen und abtropfen lassen. Macadamianüsse kleinhacken. Alle Zutaten vermischen.
- Geben Sie das Kressedressing darüber (Seite 43, schmeckt dazu besonders gut, wenn Sie es mit geröstetem Walnussöl zubereiten).

Würzen Sie sparsam –
nehmen Sie lieber mehr Kräuter

Basenfasten ist alles andere als fad. Würzen Sie, fast so viel, wie Sie wollen, solange Sie frische (oder auch getrocknete) Kräuter nehmen. Seien Sie mit Peperoni, Chilis und anderen scharfen Gewürzen lieber zurückhaltend. Verwenden Sie Salz am besten in Form von Sesamsalz, da hier der Salzanteil je nach Hersteller nur 5–8 % beträgt oder greifen Sie zu Kräutersalz. Verwenden Sie reines Salz wie Meersalz oder Steinsalz ohne Jodzusatz und nur sparsam.

Verzichten Sie während der Basenfastenwoche auf Knoblauch und Bärlauch, denn Sie verfremden den Geschmack des Essens zu sehr und sind für die Entgiftung nicht so förderlich, wie oft vermutet. Verwenden Sie Zwiebeln roh oder gedünstet, je nach Verträglichkeit. Frische Kräuter, auch Keimlinge würzen besonders intensiv. Getrocknete Kräuter und Pfeffer werden intensiver, wenn Sie die Gewürze in etwas Öl zusammen mit Zwiebeln andünsten.

Wählen Sie so, ganz nach Belieben, welche Würzvariante Sie heute im Essen haben wollen. Mehr reines Gemüsearoma oder eher deftig. Vergessen Sie nicht, dass auch die Wahl des Öles das Gesamtaroma des Essens entscheidend beeinflusst. Sie sehen, Salz nimmt bei Basenfasten als Gewürz einen der letzten Plätze ein. Und das zu Recht.

Falls Sie es bisher übersehen haben: jeden Tag 30 Minuten Sport!

Was höre ich da für Ausreden? Ich bewege mich doch den ganzen Tag, mache meine Hausarbeit, fahre auch zum Supermarkt mit dem Fahrrad … Nee nee, nee, wir haben einen Deal. Sie treiben diese Woche Sport … Und zwar nicht in 2-Minuten-Häppchen, sondern richtig. Machen Sie den Sport, den Sie wollen, aber machen Sie ihn und zwar jeden Tag bei Basenfasten. Wenn Sie die ersten drei Tage noch etwas schlapp waren, weil Sie vielleicht Ihren Kaffee doch nicht rechtzeitig weggelassen haben, dann drücke ich mal beide Augen zu. Aber jetzt ist Schluss mit Faulenzen. Kommen Sie jetzt in die Puschen und laufen Sie wenigstens eine halbe Stunde zügig durch den Park. Joggen Sie, schwimmen Sie, fahren Sie eine halbe Stunde Rad – ohne davon 20 Minuten einzukaufen – oder gehen Sie ins Fitnessstudio. Nehmen Sie sich kein zu kompliziertes Programm vor wie mit der Freundin wandern gehen, das dann scheitert, weil es zu zeitaufwendig ist. Gehen Sie lieber um die Ecke in den Park. Suchen Sie sich eine Bewegungsart, die Ihnen liegt – wenn Sie bislang an nichts wirklich geblieben sind. Bei mir ist es das Tanzen geworden … Das macht Spaß, ist sozial und hält in Form. Was ist Ihr Favorit?

Wiegen Sie sich nicht täglich!

Wenn eine Hauptmotivation für das Basenfasten war, Gewicht zu verlieren, haben Sie sich vermutlich schon mehrfach gewogen. Dennoch ist es nicht sinnvoll, ständig auf die Waage zu steigen – am letzten Tag der Vorbereitungswoche sowie am vierten Tag und am siebten Tag der Basenfastenwoche würde eigentlich ausreichen. Am vierten Tag könnte der Gewichtsverlust bei 1, 2 oder sogar 3 kg liegen, insgesamt sind in einer Basenfastenwoche ungefähr 4 kg möglich. Voraussetzung dafür ist, dass Ihr Stoffwechsel in Form ist und dass Sie unter 45 sind – also im Schnitt vor den Wechseljahren. Als Mann haben Sie auch diesen Stoffwechselknick um dieses Lebensalter herum, allerdings nicht so gravierend wie Frauen das haben.

Wenn es mit der Gewichtsabnahme bisher nicht so nach Ihrem Gusto war, dann kann es daran liegen, dass Ihr Stoffwechsel eher auf Sparflamme geschaltet hat. Oder – viel einfacher – Sie haben zu viel gegessen, zu viel geknabbert, sich zu wenig bewegt, zu wenig getrunken und darüber hinaus den Darm nicht gründlich entleert. Überprüfen Sie das alles noch einmal ganz genau und erst, wenn Sie sicher sind, dass Sie alle Basenfastenregeln richtig befolgt haben, können Sie zu zusätzlichen Maßnahmen wie Basenpulver oder Schüßler-Salzen greifen.

Machen Sie sich keinen Stress mit der Erholung

Was haben Sie sich heute als Erholungsprogramm ausgedacht? Keine Idee? Oder ist der Alltag um Sie herum mal wieder so heftig, dass Sie Ihr Basenfasten-Essprogramm gerade so schaffen? Und das, obwohl Sie sich eigentlich bestens vorbereitet haben und alle möglichen Stressfaktoren für diese Woche ausgeschaltet haben? Und jetzt sind Sie gestresst, weil Sie sich heute kein Erholungsprogramm gönnen können, sondern erst mal die zusätzliche Arbeit erledigen müssen? Tja, das Leben ist selten berechenbar und auch in einer gut vorbereiteten Basenfastenwoche kann der Alltagsteufel zuschlagen. Lassen Sie sich nicht auf den »Relaxstress« ein – dann gibt es heute eben kein Entspannungsprogramm und Sie nehmen einfach das Leben an, wie es eben ist. Und heute scheint es Sie nicht für Erholung vorgesehen zu haben. Egal, machen Sie in Ruhe Ihre Arbeit und lehnen Sie sich heute Abend zufrieden zurück, dass Sie diese Herausforderung basisch und spielend gemeistert haben. Es ist hundert Mal besser, den unvorhersehbaren Stressfaktoren im Leben gelassen zu begegnen und sie anzunehmen, als sich daran aufzureiben, dass Sie irgendwelche hier beschriebenen Programmpunkte nicht schaffen.

Essen Sie abends einfach nur Gemüse

Wenn Sie es gewohnt sind, abends viel zu essen, vielleicht weil es mittags schon aus Zeitgründen nur für einen kleinen Salat reicht, dann machen Sie ein leckeres Gemüsegericht für den Abend – aus dem Gemüse, das gerade Saison hat. Mischen Sie dabei nicht zu viele Gemüsesorten zusammen, damit Sie den individuellen Geschmack auch richtig erfahren. Probieren Sie auch mal eine Gemüsesorte aus, an die Sie sich bislang nicht herangewagt haben. Wie wäre es am vierten Bastenfastentag mit diesem Gericht? Wenn der Hunger nicht zu groß ist, ist es ideal, nur eine Gemüsesuppe zu essen. Reichhaltiger und sättigender ist eine Gemüsecremesuppe, deren Creme, na klar, nicht aus Sahne besteht. Püriertes Gemüse macht hier die Creme.

Fenchel an Karotten und Spinat

▶ **Für 2 Personen**
🕑 **30 Min.**

2 Fenchelknollen · 2 kleine Karotten · 2 Handvoll Babyspinat · 2 EL Sesamöl · 2 EL gemahlene Mandeln · etwas Sesamsalz · etwas weißer Pfeffer

- Fenchelknollen waschen, halbieren, holzige Teile entfernen und in lange Streifen schneiden. Fenchelgrün beiseitelegen.
- Karotten waschen und in Scheiben schneiden. Karotten und Fenchel im Gemüsedämpfer für ca. 10 Minuten garen.
- Spinat waschen, abtropfen lassen und im Sesamöl mit den Gewürzen andünsten und mit etwas Wasser ablöschen.
- Gemüse, klein geschnittenes Fenchelgrün, Mandeln dazugeben und evtl. noch mal nachwürzen.

Tipp
Geben Sie gekochte Kartoffelstücke dazu, wenn Ihnen das zu wenig ist.

Tag 5: Halten Sie durch

Nun haben Sie schon vier Tage Basenfasten geschafft und vielleicht steht Ihnen heute der Sinn nach knusprigen Brötchen mit Honig und einer Tasse Kaffee? Ja, die Säureteufelchen können ziemlich hartnäckig sein und immer mal wieder ihr Glück versuchen. Und vielleicht fühlen Sie sich heute ein wenig schwach und antriebslos? Zeigen Sie dem Säureteufelchen die Rote Karte und beweisen Sie sich, dass Sie durchhalten können. Und das basische Frühstück ist doch eine leckere Sache. Wenn Winter ist, sind getrocknete Feigen, Datteln, Rosinen, Walnüsse, Pistazien, Zimt und Kardamom köstliche Zutaten.

Winter-Müsli

▶ Für 2 Personen
🕑 10 Min.

1 großer Apfel · 1 Handvoll gemischte Trockenfrüchte und Rosinen · 2 EL gehackte Pistazien · 1 Mandarine · 1 EL Mandelmus · etwas Zimt und Kardamom

- Apfel waschen und in sehr dünne Scheiben schneiden. Trockenfrüchte in kleine Stückchen schneiden.
- Mandarine auspressen und alle Zutaten mit dem Saft vermischen.

TIPP

Sie können auch 1 EL Erdmandelflocken oder 1 kleine Banane zum Winter-Müsli dazugeben.

Auf jeden Salat gehören reichlich Keimlinge

Essen Sie zu jedem, wirklich zu jedem Salat eine große Portion Keimlinge und wechseln Sie die Sorten ab. Ziehen Sie die Keimlinge selbst (Seite 25) oder kaufen Sie Keimlinge im Bioladen oder auf dem Wochenmarkt. Doch Vorsicht: Nehmen Sie nur Keimlinge, die frisch aussehen und frisch und krautig riechen. Muffelgeruch geht gar nicht! Auf der sicheren Seite bei den gekauften Keimlingen sind Sie mit den länger haltbaren getrockneten Keimlingen aus Getreide. Und lesen Sie jetzt richtig! Nein, Getreide sind nicht basisch – nur die Keimlinge aus Getreide sind basisch! Das ist ein kleiner, aber feiner Unterschied! Probieren Sie am fünften Tag einen bunten Salat aus Urkarotten (Betakarotten) und Keimlingen.

Urkarotten mit Keimlingen

▶ Für 2 Personen
🕑 15 Min.

4 große Urkarotten · 1 Schale Brokkolikeimlinge · 2 EL Quinoakeimlinge · 2 EL Kresse · 2 EL Rucolakeimlinge

- Karotten unter fließendem Wasser mit der Gemüsebürste putzen und kleinraspeln.
- Die unterschiedlichen Keimlinge waschen, abtropfen lassen und mit den Karottenraspeln vermischen.
- Das Kressedressing (Seite 43) darübergeben.

Tipp

Verwenden Sie andere Keimlinge, wenn Sie die vorgeschlagenen nicht auftreiben können oder wenn Sie vor einigen Tagen andere Keimlinge angesetzt haben.

Machen Sie keine Säureausnahmen

Auch wenn es eine Wacker-Regel gibt, die besagt, dass Sie in dieser Woche nichts essen müssen, wonach Ihnen nicht wirklich ist, heißt das nicht, dass Sie Ausnahmen machen sollen. Es heißt nur, dass Sie auf Ihr Bauchgefühl hören sollen – auf Ihr basisches bitte. Essen Sie nichts Saures zwischendurch. Machen Sie keine Ausnahme – auch nicht die kleinste. Ich weiß, am Ende der Woche ist das verführerisch und Sie denken sich: So ein kleiner Espresso … Nein! Es gibt keine Säurebildner diese Woche und keine Ausnahmen! Und am Ende sind Sie so stolz auf sich, weil Sie es geschafft haben, und weil Sie gar nicht abhängig von den Säurebildnern sind. Und nicht verzagen! Wenn Sie meinen, Kartoffeln und Karotten sind Ihnen zu langweilig, dann probieren Sie dieses Rezept:

Radicchio-Kräuterseitling-Ragout

▶ **Für 2 Personen**
🕐 **25 Min.**

1 Radicchio (roter Chicorée oder Treviso) · 2 Handvoll Kräuterseitlinge (oder andere Pilze) · etwas Basilikum · 2 EL Olivenöl · etwas Kräutersalz · etwas schwarzer Pfeffer

- Radicchioblätter waschen, abtropfen lassen und in Streifen schneiden.
- Pilze mit Küchenkrepp säubern und in Scheiben schneiden.
- Pilze vorsichtig im Olivenöl andünsten und nach wenigen Minuten die Radicchiostreifen und die Basilikumblätter dazugeben.
- Würzen Sie und geben Sie, wenn gerade Sommer oder Herbst ist, einige Cocktailtomatenhälften dazu.

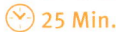

Das Ragout lässt sich auch nach dem Basenfasten gut in jedes Risotto integrieren.

73

Tag 6: Starten Sie mit einem Gemüsesaft

Machen Sie morgens auch mal einen frisch gepressten Saft – es sei denn, Sie sind so hungrig, dass Sie unbedingt etwas kauen müssen. Lassen Sie sich nicht abschrecken, wenn Ihnen der Rezeptvorschlag nicht gefällt. Verwenden Sie doch einfach die Gemüse- und Obstsorten, die Ihnen in den Sinn kommen und schaffen Sie neue Geschmackserlebnisse: Probieren Sie mal Urkarotten, Pastinaken, Spinat und Apfel. Auch ein Schuss Zitronen- oder Orangensaft belebt den Saft. Und wenn er besonders vitalstoffreich sein soll: Mischen Sie 3–4 EL Linsenkeimlinge, Sonnenblumenkeimlinge oder Kresse darunter.

Gemüsesaft mit Apfel

▶ **Für 2 Personen**
🕐 **10–15 Min.**
2 Äpfel · 2 Karotten · 1 Rote Bete · 1 kleiner Brokkoli · 1 Handvoll Walnusshälften

- Obst und Gemüse aus biologischem Anbau verwenden, die Schale dranlassen und nur gut unter fließendem Wasser abwaschen.
- In so große Stücke schneiden, dass sie noch gut in den Entsafter passen. Abwechselnd Apfel- und Gemüsestücke auspressen.
- Am Ende die Walnussstücke dazugeben und genießen.

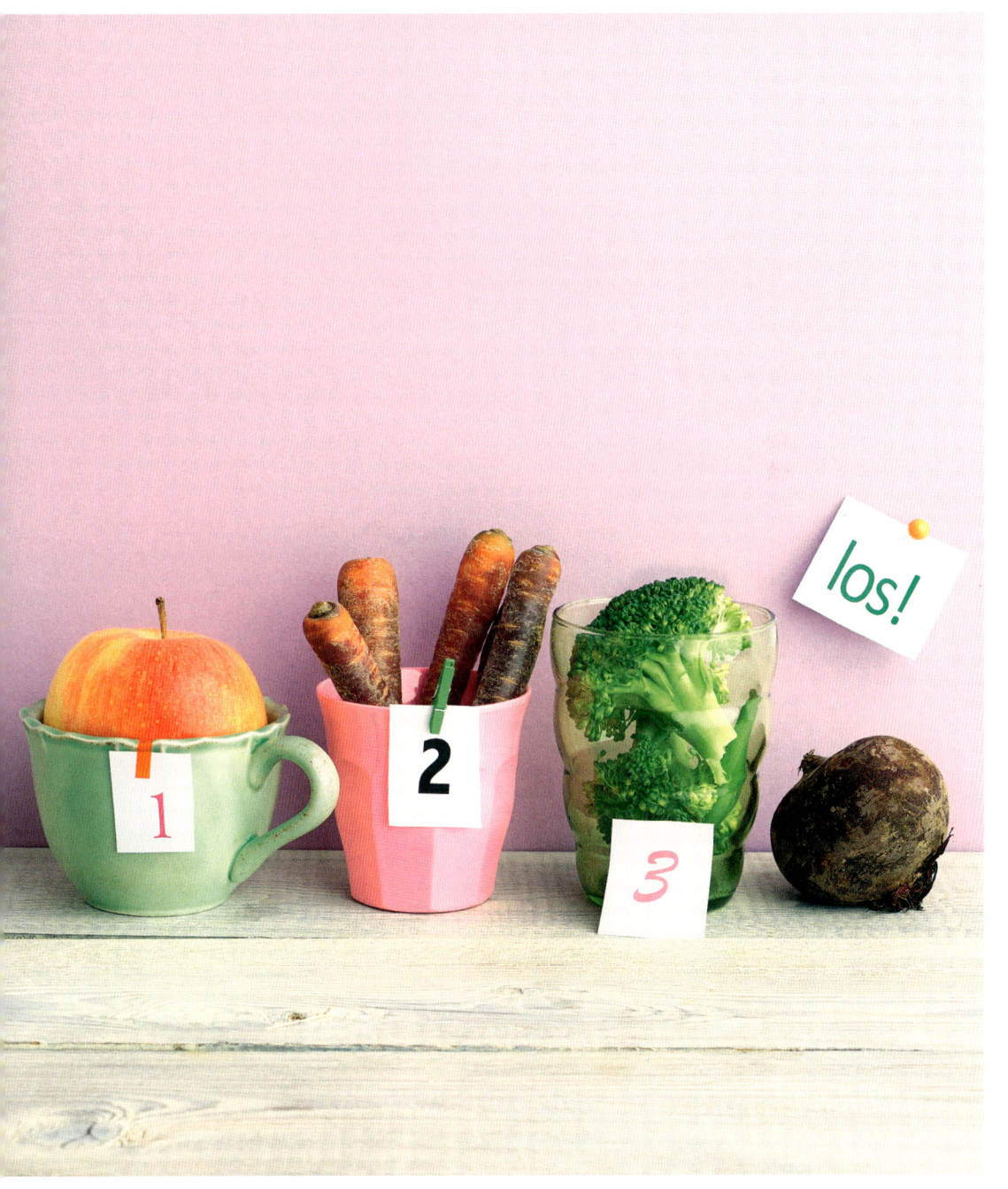

Essen Sie auch mal was Warmes mittags

Essen Sie mittags einen Salat und ein warmes Gericht, wenn Sie genügend Zeit haben und das Mittagessen Ihre Hauptmahlzeit ist. Genau genommen ist das für die Basenfastenwoche sogar ideal. Mittags ist die beste Zeit, um ein größeres Essen zu verdauen. Da darf die Portion dann auch mal größer sein. Hauptsache, Sie essen das, was Sie essen, langsam und kauen gut. Wandeln Sie dazu den Romanasalat (Seite 42) um, indem Sie anstelle der Karotte einen geschälten Kohlrabi dazu raspeln. Und danach gibt es ein Kohlrabi-Spinat-Gemüse mit Tomaten und Mandeln. Wenn Ihnen das fürs Mittagessen zu zeitaufwendig ist, können Sie es auch als ein Abendessen genießen.

Kohlrabi-Spinat-Gemüse

▶ **Für 2 Personen**
⏱ **30 Min.**

2 kleine Kohlrabi · 4 Handvoll junger Spinat · 1 Handvoll reife Cocktailtomaten · 1 Schalotte · 2 EL gehackte Mandeln · 2 EL Sesamöl · ¼ Gemüsebrühwürfel · etwas Sesamsalz · etwas weißer Pfeffer

- Kohlrabi waschen, schälen und in kleine Stifte schneiden. Schalotte fein würfeln.
- Spinat putzen, waschen und abtropfen lassen. Brühwürfel in etwas Wasser auflösen.
- Schalotte mit den Gewürzen im Öl glasig dünsten, Kohlrabistifte dazugeben und mit etwas Gemüsebrühe ablöschen.
- Nach wenigen Minuten den Spinat dazugeben.
- Tomaten waschen, halbieren und am Ende der Garzeit dazugeben.
- Mandeln unterheben und servieren.

Wenn Sie abends sehr hungrig sind, essen Sie ein Kürbisgericht

Lassen Sie sich vom satt machenden Kürbis verführen. Und das nicht nur in Form einer Kürbissuppe, die Sie am besten gleich für zwei Abende herstellen. Wie eine Kürbissuppe geht, das wissen Sie doch. Oder nicht? Dann gehen Sie zu dem Karottensuppenrezept (Seite 48) und tauschen Sie die Karotten gegen einen Hokkaidokürbis aus. Geben Sie etwas Kürbiskernöl über die Suppe – einfacher geht es nicht. Wie wäre es aber mit einem Kürbis-Maronen-Mangoldgericht? Reichhaltig und gut sättigend und so lecker.

Tipp

Wenn Sie keine Lust auf Mangold haben, verwenden Sie Spinat oder einfach Glattpetersilie. Alles superlecker.

Kürbis-Maronen-Mangold-Pfanne

▶ **Für 2 Personen**
  🕐 **35 Min.**

1 Hokkaidokürbis · 1 kleiner Mangold · 6–7 vorgekochte Maronen · 2–3 EL Olivenöl · etwas schwarzer Pfeffer · etwas Sesamsalz

- Hokkaido waschen (nicht schälen!), halbieren, Kerne entfernen und in Scheiben schneiden.
- Mangold waschen, Strunk entfernen und in Streifen schneiden, wobei Sie die Stängelanteile separat legen.
- Maronen in Scheiben schneiden.
- Kürbisscheiben vorsichtig im Olivenöl dünsten, nach wenigen Minuten die Mangoldstängel sowie die Gewürze dazugeben. Nach einigen weiteren Minuten die Mangoldblätter und am Ende der Garzeit die Maronenscheiben dazugeben.

Tag 7: Wie geht es Ihnen?

Machen Sie am letzten Tag der Basenfastenwoche einen kleinen Check. Wie geht es Ihnen jetzt? Wie fühlt sich Ihr Körper an, wie Ihr Bauch? Wie sieht Ihre Haut aus? Wie gut haben Sie diese Woche geschlafen? Wie geht es Ihrer Verdauung? Was machen Ihre Kopfschmerzen, wie geht es Ihren allergischen Symptomen oder mit welchen Wehwehchen Sie auch immer in diese Woche gestartet sind? Gut möglich, dass Sie große Veränderungen bemerken und sich heute schon wieder superfit fühlen. Aber es ist auch sonnenklar, dass die Wunderwaffe Basenfasten Ihre Sünden der letzten 20 Jahre nicht in einer Woche wegzaubern kann. Im Grunde gilt, je länger Sie mit Ihren Wehwehchen schon zu tun haben, umso mehr Geduld müssen Sie mitbringen. Seien Sie gnädig mit sich und erwarten Sie nicht zu viel in einer Woche. Wie soll Ihr Körper in einer Woche die Spuren Ihrer Sünden aus den letzten Jahrzehnten wegpusten? Immer mit der Ruhe. Machen Sie in jedem Fall heute noch mal eine Darmreinigung. Und gehen Sie noch mal in sich: Es hat sich doch das ein oder andere verbessert. Stimmt es? Was ist es? Schreiben Sie es auf und freuen Sie sich darüber!

Wenn Sie bisher noch keine Avocados hatten, schlagen Sie heute zu

Avocados sind besonders sättigende Basenbildner und bereichern sowohl das Mittag- als auch das Abendessen. Obwohl sie roh verzehrt werden, sind sie aufgrund ihres hohen Fettgehaltes (neutrale Wirkung) bei Basenfasten auch abends erlaubt. Achten Sie darauf, dass die Avocados reif sind. Sie merken es daran, dass die Schale dann bei den meisten Sorten braun wird. Das Fruchtfleisch muss aber innen noch grün und cremig sein – nicht zu hart und nicht zu matschig. Bereiten Sie sich doch am siebten Tag zum Mittag einen Avocadosalat. Als Abendessen können Sie Avocado mit Kartoffel kombinieren, beispielsweise als Pellkartoffeln mit Avocadocreme, dazu verrühren Sie das weiche Fruchtfleisch einfach mit etwas Zitronensaft, schwarzem Pfeffer und Sesamsalz.

Avocadosalat

▶ **Für 2 Personen**
⏱ **20 Min.**

2 reife Avocados · 2 Handvoll Rucola · 1 große Karotte · 1 Handvoll Champignons

- Vorsichtig Schale und Kern der Avocados entfernen und in dünne Scheiben schneiden.
- Rucola waschen und abtropfen lassen. Karotte waschen und raspeln. Champignons waschen, putzen und in dünne Streifen schneiden.
- Alle Zutaten in eine Schüssel geben und mit dem Kressedressing (Seite 43) vermengen.

Tipp
Geben Sie nach Lust und Laune auch mal 1 Handvoll schwarze, ungefärbte Oliven darüber.

Lassen Sie den Tag mit einem Basenbad ausklingen

Heute ist Ihr letzter Basenfastentag und heute Abend lassen Sie es sich noch mal gut gehen. Nehmen Sie sich für heute Abend keine unangenehmen Arbeiten mehr vor. Bereiten Sie sich Ihr Abendessen gleich für zwei Tage vor – dann haben Sie Morgen auch noch was Basisches auf Vorrat. Am einfachsten ist es, einen Topf Pellkartoffeln zu kochen und mit Avocadocreme zu genießen. Eine Alternative wären Pellkartoffeln in Sesamöl mit gehackten Kräutern, die Sie gerade vorrätig haben, geschwenkt.

Machen Sie nach dem Abendessen einen kleinen Spaziergang. Später nehmen Sie dann noch einmal ein Basenbad (Seite 31). Baden Sie so lange, wie Sie es mit Ihrem Kreislauf gut bewältigen können. Bei schwachem Kreislauf bleiben Sie nicht länger als 20 Minuten in der Wanne. Cremen Sie sich danach nicht ein, sondern kuscheln sich in Ihren Bademantel und legen Sie sich heute früh ins Bett. Machen Sie auch nach dem Basenfasten immer mal wieder ein Basenbad, wenn Ihnen danach ist. Es ist besonders entspannend und hilfreich, wenn Sie einen stressigen Tag hatten und runterkommen wollen.

Ja! – Sie haben es geschafft!

Jetzt können Sie richtig stolz auf sich sein! You did it! Sie haben eine Woche Basenfasten geschafft! Und mal ganz ehrlich – war es wirklich so schlimm? Ich wette, die Überwindung, es mal anzufangen, war größer als das eigentliche Basenfasten. Und das Essen war doch lecker – das leckere Obst am Morgen, der bunte Salat mittags und die vielen Gemüsevariationen am Abend. Und wie viel Sie essen konnten! Und wie satt Sie geworden sind! Wie fühlen Sie sich denn jetzt? Leichter, fitter, vitaler – entspannter? Wenn Sie alles richtig gemacht haben und nicht gerade seit vielen Jahren an einer chronischen Erkrankung leiden, dann sollte es so sein.

Sind Sie nicht zufrieden mit Ihrem Ergebnis, vor allem nicht mit der Gewichtsabnahme? Dann hängen Sie noch einige Tage oder eine Woche Basenfasten dran und achten Sie vor allem auf Ihre 2,5–3 Liter Wasser pro Tag, auf Ihr tägliches Sportprogramm, auf regelmäßige Mahlzeiten und reinigen Sie innerhalb der zusätzlichen Basenfastentage den Darm noch mal. Wenn das auch nicht hilft, dann machen Sie mal einen Stoffwechselcheck: Sind Sie gerade in den ein bis zwei Wochen vor Ihrer Regelblutung? Da behält der Körper gern das Wasser oder die Pfunde zurück. Oder haben Sie ein Stoffwechselproblem – die Schilddrüse mischt gern mit, wenn das Abnehmen nicht klappen will. Seien Sie nicht gefrustet, wenn Ihre Erwartungen nicht ganz erfüllt wurden. Das Basenfasten hat Ihrem Körper auf jeden Fall gutgetan.

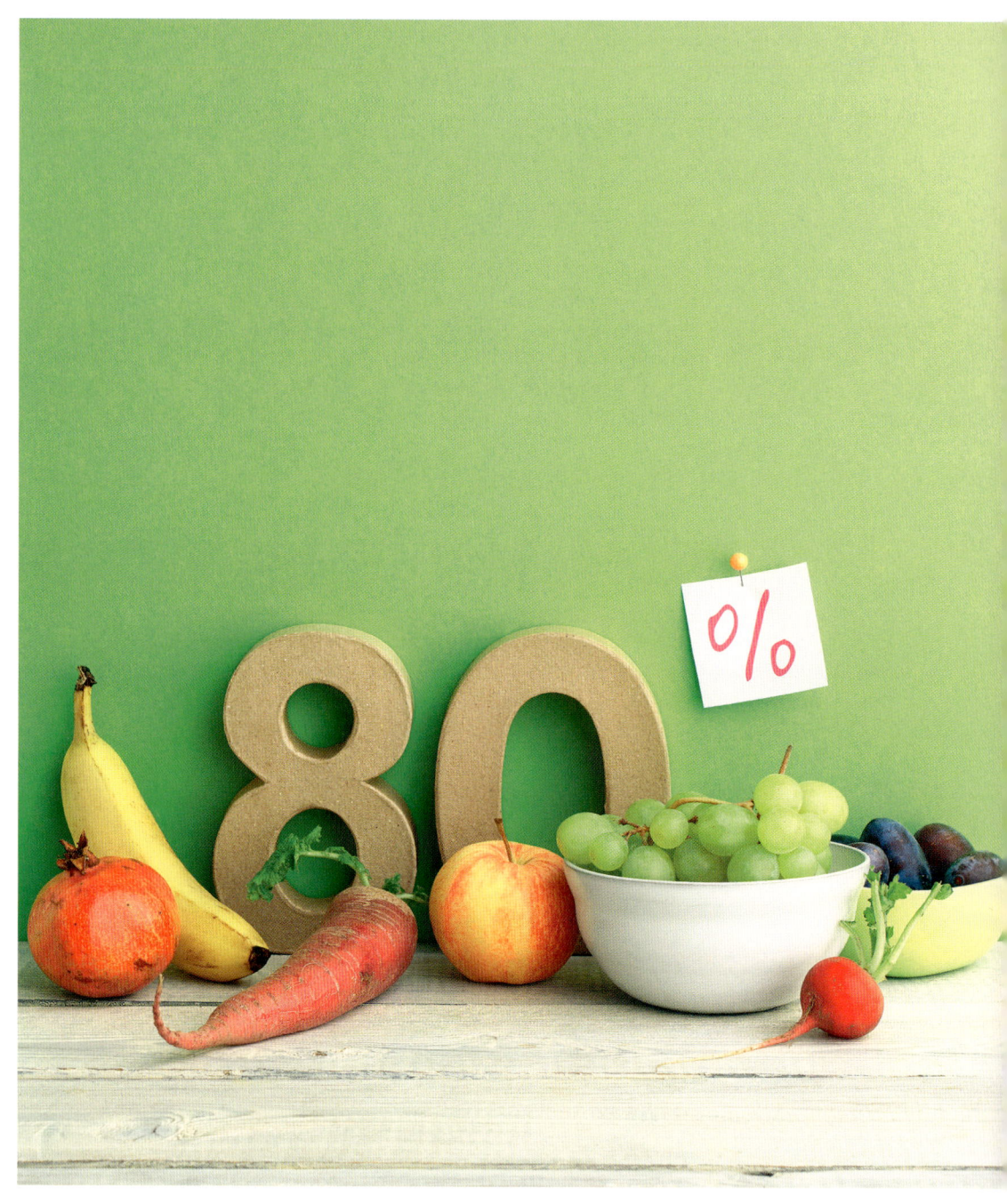

Nach dem Basenfasten

Sie wissen jetzt, was Ihrem Körper
guttut. Sie haben es nicht nur gelesen,
sondern gespürt. Erhalten Sie sich
möglichst viel davon für den Alltag,
damit Ihre Säure-Basen-Balance gar
nicht erst wieder in Schieflage gerät.

Bauen Sie die Basenbildner ein, die Sie besonders mögen!

Steigen Sie nach der Basenfastenwoche sanft wieder in die Welt der Säurebildner ein. Sie können natürlich auch noch einige Tage oder eine Woche mit dem Basenfasten weitermachen. Fastenbrechen wie beim Heilfasten gibt es beim Basenfasten nicht. Sie haben ja immer etwas gegessen. Auf das Umsteigeprogramm kommt es an, das sehr individuell ist.

Gehen Sie Ihre Basenfastenwoche im Geiste noch mal durch. Was hat Ihnen richtig gutgetan und geschmeckt? Das basische Müsli? Dann retten Sie das gleich in Ihren Alltag und machen Sie ein traditionelles Brötchenfrühstück nur noch am Wochenende. Oder war der Salat mittags herrlich? Wer hindert Sie daran, ihn weiterhin zu essen? Oder haben Sie festgestellt, dass Sie viel besser schlafen, wenn Sie abends nur ein basisches Süppchen im Bauch haben anstelle von zwei Käsebroten? Dann lassen Sie Ihre Käsebrot abends weg und essen eine schöne Suppe. Immer wird das eh nicht klappen – dafür sorgt das Leben schon von ganz allein. Sie haben es in der Hand, wie es nach dem Basenfasten weitergeht.

Erhalten Sie sich das Wohlfühlerlebnis des Basenfastens so lange wie möglich. Denken Sie vor jedem Essen erst einmal darüber nach, wie viel Obst und Gemüse Sie dazu mixen können, um es so basisch wie möglich zu gestalten. Vermeiden Sie nur eines: Wieder mit Vollgas in die Welt der Säurebildner reinzurasen. Das wäre sehr kontraproduktiv und führt zum Jo-Jo-Effekt, den keiner will. Halten Sie sich mit Säurebildnern zurück – vor allem in den ersten Tagen nach dem Basenfasten, wenn Wille und Motivation noch groß sind. Säurebildner wirken wie schleichendes Gift – sie mogeln sich allmählich wieder in Ihr Leben ein und ehe Sie es sich versehen, gewinnen sie die Oberhand. Und genau das gilt es zu vermeiden. Und vor allem eines: Lassen Sie die Säurebildner zur kleinen Beilage werden. Basenbildner haben jetzt das Sagen!

Erlauben Sie sich Kaffee, Cola & Co. nur selten

Jetzt kommt alles darauf an, wie und wie oft sie Säurebildner einsetzen. Gehen Sie mal in sich: Auf welche Säurebildner wollen Sie wirklich nicht dauerhaft verzichten? Es ist doch hoffentlich nicht so, dass Sie nur auf Cola, Kaffee, Schokolade, Nudeln, Fleisch und Alkohol stehen? Das wäre – zugegeben – sehr ungünstig. Ich bin sicher, es gibt bei Ihnen, wie bei den meisten Menschen, den ein oder anderen Säurebildner, der Sie gar nicht interessiert oder auf den Sie locker verzichten können – bei mir sind es vor allem Cola, Wurst, Gummibärchen und Eis. Dauerhaft nicht gern verzichten würde ich auf einen Espresso am Tag und nicht gern auf Käse und ab und zu auf ein Glas Rotwein oder Prosecco. Auch esse ich gern mal ein Stück dunkle Schokolade. Alles kein Problem, solange ich mich davon nicht ernähre. Darum geht es.

Also, auf was wollen Sie dauerhaft nicht verzichten? Auf Ihr Steak, auf Ihr Bier, auf Ihren Schinken, auf Erdnussflips? Was immer es ist: Picken Sie sich einige Säurebildner raus und sagen Sie sich: Die erlaube ich mir zwischendurch immer mal wieder. Wählen Sie andere Säurebildner aus, bei denen Sie sich sagen können: Es geht auch gut ohne sie oder nur in allergrößten Ausnahmen. Mag sein, Sie brauchen einmal im Monat Ihren Gang zu Burger & Co. – dann machen Sie das. Und machen Sie es in dem Bewusstsein, dass es supersauer ist und dass es eine Ausnahme ist und dass Cola dazu nicht sein muss. Und es ist o.k. Machen Sie es nicht täglich, sondern nur noch alle zwei Monate und schon haben Sie wieder einen Erfolg zu verbuchen.

Essen Sie dreimal täglich etwas Basisches

Schaffen Sie sich jeden Tag Ihre drei basischen Inseln: eine große Portion Obst am Morgen, eine große Portion Salat am Mittag – möglichst mit Keimlingen – und eine große Portion Gemüse am Abend. Damit haben Sie Ihrem Basenkonto schon mal einiges gutgeschrieben. Lassen Sie keine Mahlzeit ausfallen. Ihr Säure-Basen-Haushalt und Ihr Stoffwechsel brauchen regelmäßigen Input! Also drei Mahlzeiten am Tag und das möglichst zur gleichen Uhrzeit! Und nicht mehr als 20 % Säureanteil.

Zucchini-Karotten-Hirsotto

▶ **Für 2 Personen**
🕐 **25 Min.**

2 kleine Zucchini · 1 mittelgroße Karotte · 1 Handvoll Babyspinat · 1 Tasse Hirse · $\frac{1}{3}$ Würfel Gemüsebrühe · 2 EL Olivenöl · etwas Sesamsalz · etwas schwarzer Pfeffer · Kräuter der Provence

- Brühwürfel in zwei Tassen Wasser auflösen, die Hirse darin ca. 12 Minuten kochen und dann nachquellen lassen.
- Gewaschene Zucchini und Karotte in dünne Stifte schneiden. Spinat waschen und abtropfen lassen.
- Gemüsestifte im Öl vorsichtig andünsten, würzen und nach wenigen Minuten Spinat und etwas Wasser zum Ablöschen dazugeben.
- Mit der gegarten Hirse vermischen und servieren.

Tipp

Verfeinern Sie mit Rosinen, Nüssen und arabischen Gewürzen – so wird es orientalisch – oder mit Cocktailtomaten im Sommer. Probieren Sie auch mal Reis oder Quinoa anstelle der Hirse.

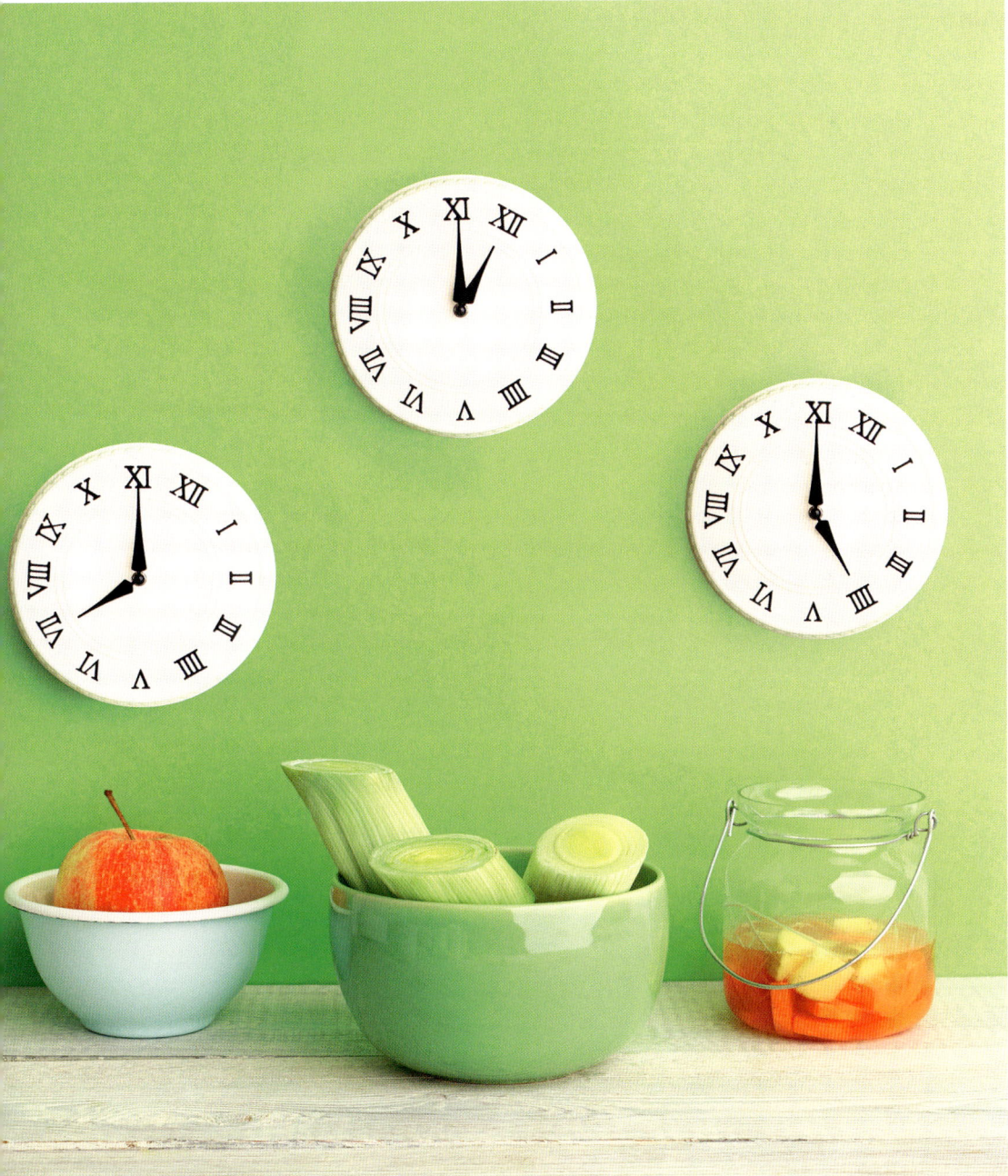

Essen Sie gute Säurebildner – bis zu 20 %

Da gibt es noch kleine, aber feine Unterschiede bei den Säurebildnern, die Sie kennen sollten. Es gibt gute und schlechte Säurebildner. Bevorzugen Sie die guten, wie immer im Leben. Die guten sind auch pflanzlicher Natur, sind nur wenig säurebildend und enthalten andere wertvolle Vitalstoffe, sodass sie zu einer Ernährung im Säure-Basen-Gleichgewicht dazugehören. Im Grunde würden Sie 100 %ig gesund leben, wenn Sie sich zu 80 % aus Basenbildnern und zu 20 % aus guten Säurebildnern ernähren würden. Aber wer hat schon einen Heiligenschein? Ein paar schlechte dürfen auch sein.

Aber erst mal zu den guten Säurebildnern. Das sind allen voran die Vollkorngetreide, die Hülsenfrüchte wie Linsen, Bohnen, Mungobohnen, Adzukibohnen, Sojabohnen und Kichererbsen, Sojaprodukte, Artischocken, Spargel, Rosenkohl, grüner und weißer Tee. Bei den Nüssen sind es alle, die zu den Säurebildnern zählen: Haselnüsse, Pecanüsse, Pinienkerne, Cashewkerne und Erdnüsse. Achten Sie bei den Vollkornprodukten vor allem darauf, dass Sie nicht immer nur Brot und Nudeln aus Weizen essen – wechseln Sie ab: mal ein Brot aus Dinkel und Hafer, mal Hafer- und Gerstenflocken über das Müsli, mal eine Polenta aus Maisgries zum Gemüse, mal ein Risotto, mal ein Gemüsegericht mit Quinoa – ein Quinotto, mal ein Hirsotto – so werden Sie optimal mit den Vitalstoffen aus der Natur versorgt. Oder essen Sie mal den leckeren Avocadosalat (Seite 79) und geben einige Esslöffel gekochte Belugalinsen dazu. Kochen Sie dazu eine halbe Tasse voll Belugalinsen mit einer Tasse Wasser einige Minuten, bis die Linsen weich sind, und geben Sie die Linsen über den Salat.

Versuchen Sie, sich von Junkfood zu verabschieden

Mal ehrlich, nach dieser Woche Basenfasten haben sich Ihre Geschmacksorgane doch umgewöhnt und sich so gut erholt, da müsste doch Ihr Bedürfnis nach Obst und Gemüse schon ganz automatisch vorhanden sein. Mir jedenfalls geht es so und vielen Basenfastern auch. Wir fühlen uns erst richtig wohl, wenn wir einen leckeren Saft getrunken oder einen knackigen Salat gegessen haben. Und wie ist es, wenn Sie das erste Mal wieder ein völlig überwürztes und industriell hergestelltes Fertiggericht essen? Das ist doch ein Schock für Ihren Körper – stimmt es? Schmeckt Ihnen das wirklich noch?

Ich weiß, manche Menschen sind unverbesserlich und wollen oder können sich nicht von ihren ungesunden Gewohnheiten trennen. Lassen Sie sich noch Zeit. Vielleicht sind Sie einfach noch nicht so weit, um sich von Junkfood zu verabschieden. Aber behalten Sie es als Ziel im Auge. Planen Sie Ihre nächste Basenfastenkur in einem halben Jahr und nehmen Sie sich für dann vor, Ihre Junkfoodgelüste abzubauen. Und in der Zwischenzeit erlauben Sie sich das ein oder andere Mal diesen »schlechten Säurebildner«. Essen Sie ihn trotzdem mit einem guten Gewissen, sonst wird er durch Ihren Stress noch saurer.

Essen Sie nicht öfter als 2–3-mal die Woche Fleisch, Wurst und Fisch

Fallen Sie nun nicht in eine Panikattacke, wenn Sie gleich die lange Liste der schlechten Säurebildner lesen. Sie dürfen sie ja immer noch essen, machen Sie es nur nicht mehr in solchen Unmengen! Sie sind einfach, im Übermaß verzehrt, eine Stoffwechselbremse und treiben die Entstehung zahlreicher Erkrankungen voran. Klar, ist auch Fleisch darunter; und ich habe nichts gegen Fleisch – essen Sie es nur nicht dreimal täglich. Es geht um die Menge und um die Qualität. – Mit Biofleisch sind Sie genauso sauer, aber wenigstens hormonfrei und haben ein besseres Gewissen.

Also ab sofort gilt: Trinken Sie maximal 2 Tassen Kaffee, Espresso, Schwarztee oder grünen Tee pro Tag. Essen Sie nicht zu allen Mahlzeiten Milchprodukte und vermeiden Sie möglichst, pure Milch glasweise zu trinken – Sie sind ja kein Baby mehr! Essen Sie nicht öfter als 2–3-mal die Woche entweder Wurst oder Schinken, Meeresfrüchte, Schweinefleisch, Meeresfisch, Zuchtfisch, Fleisch von Rind, Kalb, Lamm, Ziege, Wild, Straußenfleisch, Pferdefleisch, Geflügelfleisch, auch Taube, Wachtel, Fisch aus Biozucht. Essen Sie nicht mehr als 2-mal die Woche Eier oder Eierspeisen. Und trinken Sie nicht jeden Tag Alkohol. Abgesehen vom Urlaub, reicht es doch völlig, das mal am Wochenende zu machen. Machen Sie um Zucker einen großen Bogen und um die Süßigkeiten, soweit es geht. Was wirklich nicht sein muss, sind Softdrinks und Cola. Essen Sie Weißmehlprodukte, Teigwaren aus Weißmehl und weißen polierten Reis nur dann, wenn Sie unterwegs sind, im Restaurant und es nicht vermeiden können.

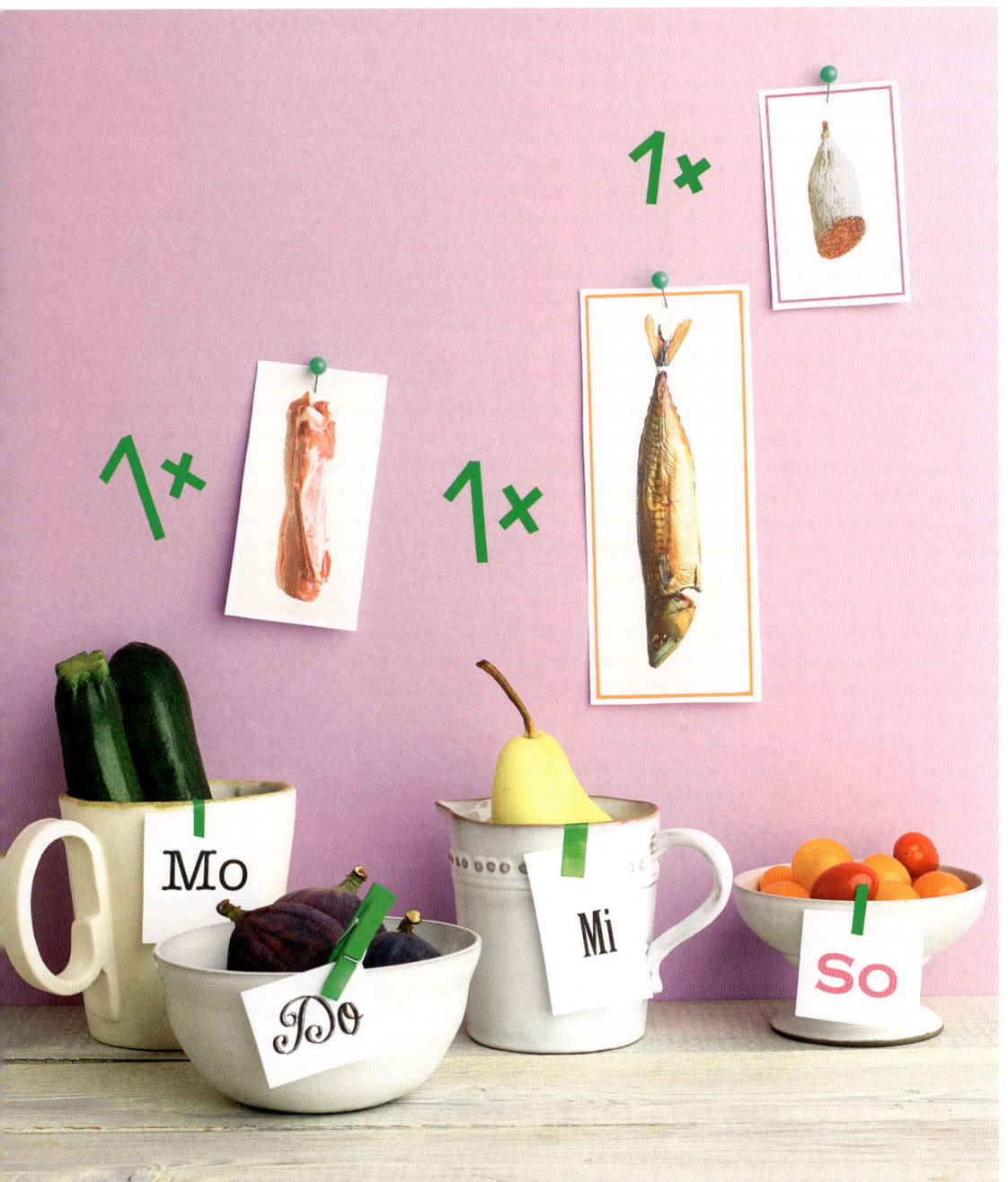

Legen Sie öfter mal einen Basentag ein

Versuchen Sie, Säuregelüste an sich vorüberziehen zu lassen. Erfahrungsgemäß gibt es aber immer Zeiten im Leben, in denen das nicht gelingen kann: Geburtstage, Urlaube, Hochzeiten usw. Keine Panik – legen Sie zum Ausgleich einen basischen Tag ein. Trinken Sie dazu morgens nach dem Aufstehen erst mal einen Becher Ingwertee, essen Sie danach ein basisches Müsli. Kochen Sie sich ein Kanne Kräutertee, damit Sie Ihre Trinkmenge für den Vormittag nicht vergessen. Bereiten Sie sich mittags einen Salat der Saison mit Karottenraspeln, Champignons und frischen Keimlingen, die Sie gerade auftreiben können, und dem Kressedressing (Seite 43) zu. Machen Sie abends einen großen Topf Gemüsecremesuppe. Wandeln Sie dazu das Karotten-suppenrezept (Seite 48) nach Lust und Laune um, indem Sie anstelle der Karotten das Gemüse nehmen, auf das Sie heute Abend Lust haben, vielleicht Brokkoli und Fenchel. Die zweite Hälfte der Suppe essen Sie morgen Abend.

Es schadet nicht, Basisches auch außerhalb der Basenfastenzeit auf Lager zu haben. Trinken Sie nachmittags und abends jeweils noch mal eine Kanne Kräutertee oder Wasser. Wenn sich Ihr Bauch nicht gut fühlt, machen Sie außerdem eine Darmreinigung mit dem Irrigator. Machen Sie einen ausgedehnten Spaziergang und abends, wenn so viel Zeit bleibt, ein Basenbad und husch – ins Bett. Wiederholen Sie Ihren Basentag so oft, wie Sie das Bedürfnis danach haben.

Treiben Sie 3–4-mal die Woche Sport

Bleiben Sie, auch was die Bewegung angeht, schön am Ball. Sie wollen doch nicht wieder in gesundheitlicher Steinzeit landen? Überlegen Sie sich lieber gleich, wie Sie Ihren inneren Schweinehund davon überzeugen können, dass Sie auch im stressigen Berufsalltag ohne Basenfasten locker drei bis vier Tage mit Sportprogramm einbauen können. Denken Sie daran: Sie entscheiden, was geht und nicht geht. Wenn Sie wollen, dann geht es auch. Es findet alles in Ihrem Kopf statt. Sie haben dann immer noch einige Tage in der Woche, in der Sie sich auf die faule Haut legen können – denn Sie wissen ja: Auch Entspannung ist wichtig. Legen Sie sich ein Tagesprogramm zu, das Ihnen einen guten Rhythmus vorgibt: feste Tage für sportliche Aktivitäten, feste Tage für Entspannung und vor allem eins: feste Zeiten für Ihre Mahlzeiten, die viel Obst und Gemüse enthalten. Dann kann Ihr Säure-Basen-Haushalt auch langfristig in Balance bleiben.

Planen Sie jetzt schon Ihre nächste Basenfastenwoche

Vergessen kann manchmal ganz sinnvoll sein; seine nächste Basenfastenwoche zu vergessen, ist es nicht. Klar, dass Ihr Terminkalender so voll ist, wie der der meisten Menschen. Studieren Sie Ihren Kalender und Ihr Programm für die nächsten sechs bis zwölf Monate und finden Sie heraus, wann wieder ein günstiger Zeitpunkt für eine Basenfastenwoche für Sie sein kann. Zuhause, mit Ihrer Familie oder mit Freunden, in einer Gruppe an Ihrem Wohnort oder in einem Wellnessrefugium? Schauen Sie auf unserer Website www.basenfasten.de nach den aktuellen Angeboten. Vielleicht ist was dabei, was ganz gut zu Ihren Plänen und Bedürfnissen passt. Merken Sie sich den Termin vor – planen Sie ihn am besten fest ein. Der Alltag kommt schneller, als Ihnen lieb ist, und wie schnell vernachlässigen Sie im Alltag wieder Ihren Körper, Ihre Seele und deren Bedürfnisse? Jetzt haben Sie geplant, und Sie können sich entspannt zurücklehnen. Ihr Kalender erinnert Sie schon, wann ein Basenfasten für Sie wieder ansteht. Und haben Sie stets in Ihrem Bewusstsein: »Säuren pur« heißt nicht Lebensfreude pur.

Register

**Bibliografische Information
der Deutschen Nationalbibliothek**
Die Deutsche Nationalbibliothek verzeichnet diese Publikation in der Deutschen Nationalbibliografie; detaillierte bibliografische Daten sind im Internet über http://dnb.d-nb.de abrufbar.

Programmplanung: Uta Spieldiener
Redaktion: Anne Bleick, Stuttgart
Bildredaktion: Christoph Frick

Umschlaggestaltung und Layout:
CYCLUS Visuelle Kommunikation, Stuttgart

Bildnachweis:
Umschlagfoto sowie Fotos im Innenteil: Meike Bergmann, Berlin

1. Auflage

© 2014 TRIAS Verlag in MVS
Medizinverlage Stuttgart GmbH & Co. KG
Oswald-Hesse-Straße 50, 70469 Stuttgart

Printed in Germany

Satz und Repro: Fotosatz H. Buck, Kumhausen
gesetzt in Adobe InDesign CS5
Druck: AZ Druck und Datentechnik GmbH, Kempten

Gedruckt auf chlorfrei gebleichtem Papier

ISBN 978-3-8304-6887-5   1 2 3 4 5 6

Auch erhältlich als E-Book:
eISBN (PDF)   978-3-8304-6888-2
eISBN (ePub) 978-3-8304-6889-9

Besuchen Sie uns auf facebook!
**www.facebook.com/
gesundeernaehrungtrias**

SERVICE

Liebe Leserin, lieber Leser,

hat Ihnen dieses Buch weitergeholfen? Für Anregungen, Kritik, aber auch für Lob sind wir offen. So können wir in Zukunft noch besser auf Ihre Wünsche eingehen. Schreiben Sie uns, denn Ihre Meinung zählt!

Ihr TRIAS Verlag
E-Mail Leserservice: heike.schmid@medizinverlage.de
Lektorat TRIAS Verlag, Postfach 30 05 04, 70445 Stuttgart, Fax: 0711 89 31-748

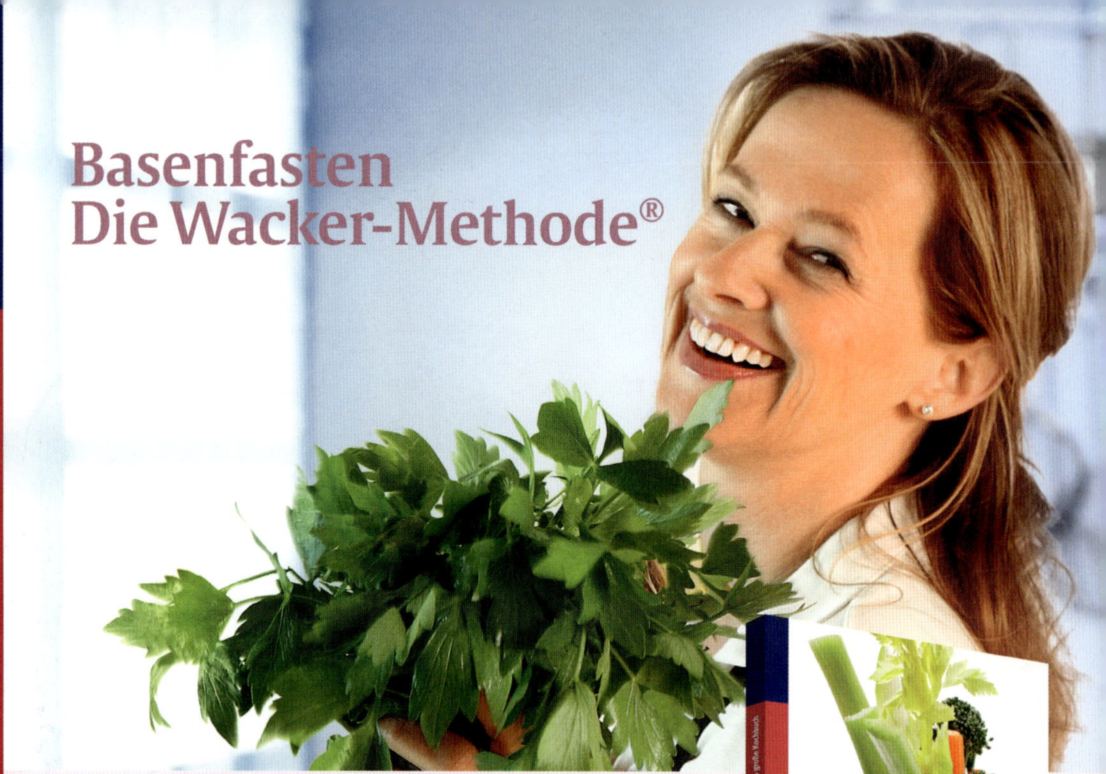

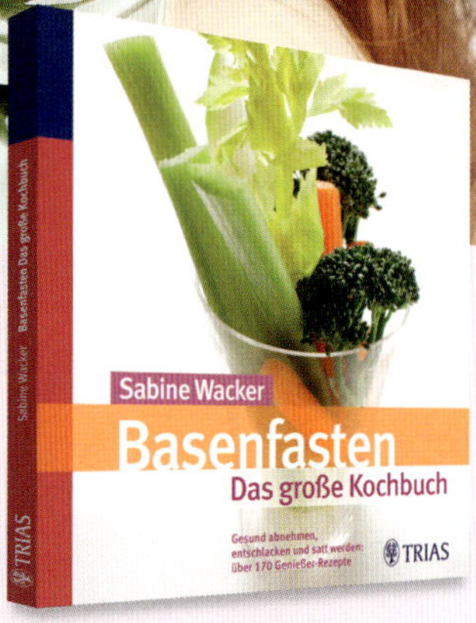

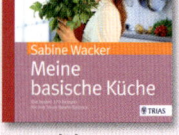
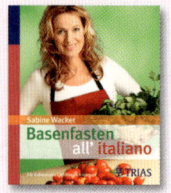
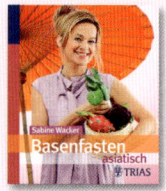

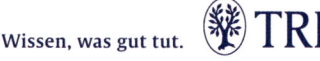

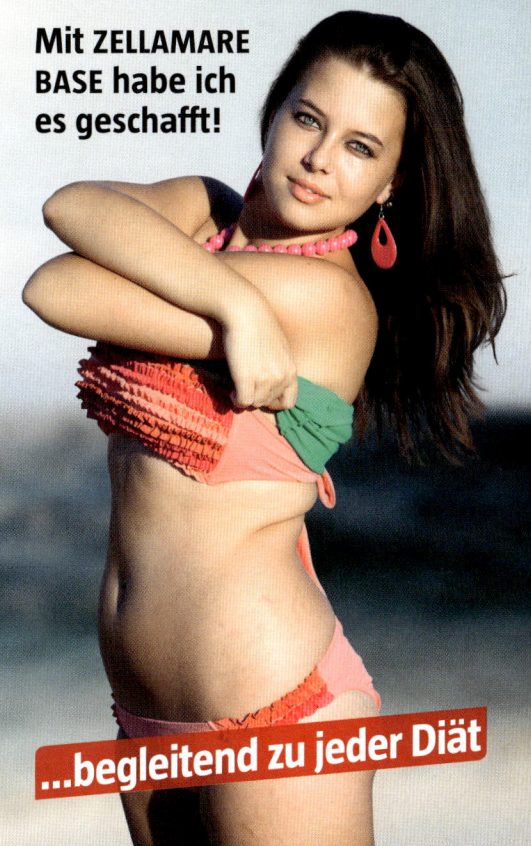
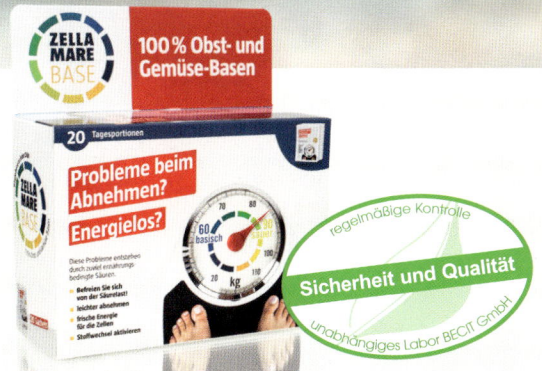

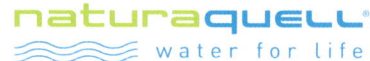

Frau Sabine Wacker empfiehlt:

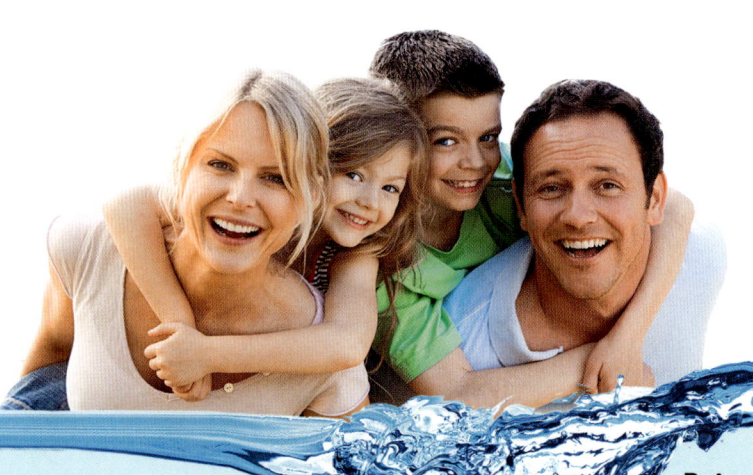

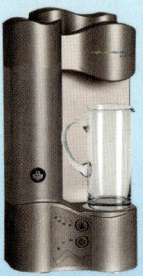
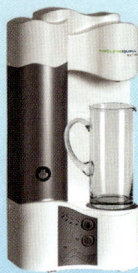